남재현 박사가 가르쳐주는

뱃살 빼는 다이어트

남재현 박사가 가르쳐주는

뱃살 빼는 다이어트

남재현(프렌닥터내과의원 원장) 지음

중앙생활사

필자는 유튜브 '남서방TV의사' 채널을 운영합니다. 처음에 의학적 영상을 7~8개 올릴 때만 해도 구독자 수와 조회 수가 저조해서 낙담했습니다. 그런데 2개월 뒤에 올린 동영상 '뱃살 빼는 법'이 조회 수 380만 회를 기록하며 대박이 났습니다. 덕분에 구독자도 급격히 늘어서 10만 명을 넘겼고, 광고 수입도 꽤 들어왔습니다. 시청자를 분석해 보니 10대부터 60~70대까지, 남녀 구분 없이 골고루 찾아봐 주셨습니다. 그래서 뱃살, 복부비만은 참으로 많은 사람들의 관심사라는 사실을 알게 되었습니다.

요즘 동창 운동회에 갔었는데 여러 경기를 보는 내내 가슴을 졸였습니다. 심근경색, 뇌졸중, 당뇨, 고혈압, 관절염 등을 겪을 듯한 복부비만 친구들이 너무 많아서 혹시 돌연사라도 생기는 건 아닌지 걱정될 정도였습니다. 그만한 뱃살을 갖고서도 동창들은 맛있는 음식을 많이도 먹고 있었습니다.

최근 우리 주변에도 뱃살을 가진 사람들이 많습니다. 끊임없이 스트레스에 시달리고, 그것을 술이나 담배, 음식 먹는 것으로 풀면서 꼼짝하기조차 싫어합니다. 그러다 보면 언제부터인지 배가 나오고, 여기저기 살이 접힙니다. 이제까지 입던 옷가지들을 못 입게 되고, 아직까진 만만해 보이는 살들을 좀 빼볼까 하는데 웬걸, 체중이 줄기는커녕 오히려 늘기만 합니다.

필자는 체중 감량을 시도하는 많은 사람을 접해 오면서 이들 대부분이 비만과 다이어트에 대한 여러 가지 잘못된 상식을 받아들이고, 의학적으로 검증되지 않은 방법을 무분별하게 사용한다는 사실을 발견하고는 의사로서 일종의 의무감을 가지게 되었습니다.

"햄버거를 먹지 말라"라는 말 한마디로 비만이 치료되기를 바라는 사람, 특수한 음식이나 살 빼는 기구가 비만에 특효라는 입소문을 맹신하는 사람들에게 "엄밀히 말해서 비만치료 성공률은 5%도 안 된다"라는 사실을 알려주고 싶습니다. 일시적으로는 체중이 줄거나 줄어드는 것처럼 느껴질 수도 있으나, 이들 대부분의 섣부른 비만치료 방법은 중장기적으로 체중을 더욱 늘어나게 하는 맹점이 있다는 것도 말입니다.

이 책은 많은 독자가 다이어트에 대해 올바로 인식하고 판단할 수 있기를 바라는 마음에서 썼기 때문에 필자는 주변에서 흔히 접할 수 있는 구체적인 실례를 들어 비만치료 문제를 풀어보고자 하였습니다. 여기 소개된 다양한 사례 속에서 독자 여러분은 자신과 유사한 상황을 발견할 수 있을 것입니다.

이 책의 독자들은, 다이어트법은 백인백색(case by case)이기 때문에 어떤 한 가지 방법이 모든 사람과 모든 상황에서 유효할 수 없다는 점을 명심하고, 최고의 다이어트 방법을 선전하는 정보의 홍수, 광고의 물결 속에서 각자에게 맞는 것에 대해 힌트를 얻기 바랍니다.

CONTENTS

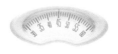

1부

체중을 감량하기 위해
6가지 명심해야 할 점

어설프게 빼려다간 오히려 더 찐다
식사, 운동, 행동치료 입체적 병행

연예인의 다이어트가 화제가 되고 있습니다. 체중 20~30kg을 뺀 연예인 2~3명이 언론매체에 자주 등장해 무용담을 들려주고 있지요. 그 정도 감량이면 사람들을 놀라게 하고도 남음직합니다.

하지만 필자는 그들이 다이어트에 성공했다고 말하기에는 아직 이르다고 봅니다. 의학적 관점에서 보면 감량된 체중이 최소 2년간 유지되어야 다이어트에 성공했다고 판단하기 때문이지요.

───────

언젠가 필자는 현역 장군 K씨와 한동안 이야기할 기회가 있었지요. K씨는 키가 175cm였지만 몸무게는 95kg이었습니다. K씨는 장교 임관 시 70~72kg 정도로 아주 보기 좋은 몸매였지만 중대장 생활을 마치고 참모생활을 하면서 체중이 불기 시작했다고 합니다.

그는 "과중한 업무로 스트레스를 받으면 오히려 식욕이 왕성해져 많이 먹게 되더라. 그런데 바빠서 운동을 자주 못하게 되니 순식간에 7~8kg이 늘어났다"라 고 했습니다.

이때부터 그는 살과 전쟁을 벌였다고 합니다. 식사량을 줄이는 일부터 시작해 초기 2~3개월에 3~4kg을 빼는 성과를 거두었습니다.

그러나 스트레스와 회식을 피할 수 없는 군부대의 특성상 회식을 몇 차례 하고 나면 오히려 2~3kg이 더 찌는 악순환이 되풀이됐습니다. 다이어트 1년 만에 오히려 5~6kg이 늘었다는 것이지요.

이후 상관과 동료들에게서 뚱뚱하다는 이야기를 심심찮게 듣던 터에 교육을 위해 학교를 나가게 되자 단번에 살을 빼고자 단식에 들어갔습니다. 독하게 마음먹고 3주간 물과 간단한 채소류만 먹었더니 6~7kg이 빠졌습니다. 그러나 기쁜 마음으로 정상생활로 돌아온 뒤 순식간에 10kg이 다시 늘어 급기야 90kg을 넘기게 되었습니다.

그는 '이제 살빼기 시도는 거의 포기한 상태'라고 하소연했습니다. 설상가상으로 그는 과다 체중으로 당뇨와 고혈압을 얻었습니다.

———

이런 사례는 인턴과 레지던트들에게서도 흔히 목격됩니다. 특히 수술을 하는 외과 쪽 전공의들은 아침 회진 후 바로 수술방에 들어갔다가 힘들게 일과를 마치고 나면 오후 8~9시가 되는 경우가 많습니다. 이때 한 끼도 못 먹은 상태에서 2~3인분의 식사를 한꺼번에 하는 경우가 허다하지요.

　이런 상태에서 살이 쪄서 틈틈이 다이어트를 시도하지만 불규칙한 식사와 스트레스로 오히려 체중은 더욱 불어나 전공의를 마칠 무렵이면 10~15kg 정도 체중이 늘어나 있게 됩니다.

이들은 왜 다이어트에 실패했나

　가장 큰 원인은 '입체작전'을 펼치지 않았기 때문입니다. 비만치료에는 크게 식사요법, 운동치료, 행동치료, 약물요법, 수술요법 등이 있습니다. 예나 지금이나 비전문가들은 이들 치료법을 개별적으로 시행하면서 자기 방법이 마치 최상의 방법인 양 선전하는데 이는 아주 잘못된 것입니다.

　현재 미국비만학회는 초기에 식사요법, 운동치료, 행동치료를 병행해야 하며, 여기에 비만 합병증이 있거나 이들 치료에 반응이 없는 환자에게는 약물치료를 병행하도록 제시하고 있습니다.

　더 중요한 것은 체중 감량 상태를 유지하는 것입니다. 체중 감량 효과는 대개 다이어트 2~3개월부터 6개월 사이에 많이 나타나지만 대부분 체중 감량 상태를 유지하지 못하고 오히려 체중이 더욱 늘어나는 '요요증후군'에 빠지게 됩니다. 그래서 비만치료 성공률은 현재까지 5% 미만으로 보고되고 있습니다.

　그런데 앞에서 언급한 환자들은 입체작전을 펼치지 않고 식사요법만을 그것도 불완전하게 시행한 것입니다. 단식이나 불규칙한 식사는 오히려 몸 상태를 동면하는 동물처럼 만들지요. 기초대사량을 낮추고 섭취한 영양분을 가장 저장하기 쉬운 형태인 지방으로 바꾸어 축적하게 됩니다. 이럴 경우 물만 마셔도 살이 찌는 요요증후군 상태가 되기 쉽습니다.

　또 체중 감량 상태가 잘 유지되지 않는 가장 중요한 이유는 비만인 사람의 경우 뇌의 포만중추가 높게 설정돼 있어서 계속 적게 먹기가 힘들기 때문입니다. 이들은 식사량이 적을 경우 항상 심한 허기에 시달리게 됩니다. 이런 경우 식욕을 억제하는 약물을 복용하면서 다이어트를 하지 않으면 살빼기에 성공하기가 힘듭니다.

　살빼기 작전에는 지름길이 없으므로 입체적인 작전을 지속적으로 실천해야 합니다.

급격한 감량이 요요증후군 부른다
오히려 지방 저장 능력 향상시켜

필자에게 비만치료를 받고자 찾아오는 환자들 중에서 가장 까다롭고 치료하기 힘든 사람이 '요요증후군'을 겪고 있는 비만인입니다.

———

그중 한 사람인 P양(32)은 키 157cm에 몸무게 77kg으로 체지방률이 42%나 됐습니다. 미혼이어서 그런지 체중에 대해 과도하게 걱정하고 있었으며, 살을 빼려는 강한 의지 또한 갖고 있었습니다.

물론 여러 번 비만치료를 시도했지만 실패한 경험이 있었지요. 익히 예상된 결과이지만 비만 다이어트에 대해 모르는 것이 없을 정도로 해박한 지식을 가지고 있었습니다. 하지만 필자가 문진(問診)하면서 조사해보니 여러 가지 중대한 문제가 있었습니다. 요요증후군도 되풀이되고 있었습니다.

———

섣부른 비만치료는 요요증후군이라는 심각한 부작용을 낳습니다. 급격한 체중 감소는 오히려 지방세포들의 지방 저장 능력을 향상시키고, 체지방뿐 아니라 근육량을 감소시킵니다. 이에 따라 1일 열량 소모량의 60~80%를 차지하는 기초대사량이 현저히 떨어지는 것이 요요증후군입니다.

따라서 요요증후군이 있으면 먹는 양이 줄어도 1일 열량 소모량이 적어져서 저장 능력이 커지기 때문에 과잉 열량이 체내 지방으로 더 쉽게 축적되고 체중이 오히려 증가합니다.

즉, 금식과 절식은 평소 우리 몸에 필요한 열량이 갑자기 공급되지 않는 상태에서 우리 몸은 '스스로 자신을 보호하기 위해' 섭취한 음식을 대사에 필요한 양으로는 적게 쓰고 많은 부분을 지방 형태로 저장하려는 기전(機轉)을 작동시키게 됩니다.

요요증후군이 생기는 원인

먼저 불규칙한 다이어트가 가장 큰 문제입니다. 지속적인 다이어트를 균형있게 하지 않고 급격히 절식하게 되면 체중이 빨리 감소되어 성급하게 기뻐하게 됩니다.

하지만 이는 주로 글리코겐과 단백질 그리고 체내 수분이 손실된 것이기 때문에 일정 기간이 지나면 심신이 극도로 피로해져 식사요법을 중단하고 이전의 식사로 돌아가게 됩니다. 이때 체중은 원래 체중보다 더 많이 증가합니다.

아침을 자주 거른다거나 불규칙적인 폭식, 과식, 절식을 반복하다 보면 요요현상(체중이 원래 상태로 되돌아오는 현상)뿐 아니라 영양 성분 부족, 기초대사량 감소를 가져옵니다.

이러한 요요현상을 반복하는 것은 아예 비만인 채 지내는 것보다 훨씬 건강에 해롭습니다. 또한 이후에는 비만치료도 잘되지 않습니다.

미국심장협회에 따르면 비만인보다 요요증후군을 보이는 다이어트군이 심장병 사망률이 높고, 동물실험 결과 체중 증가와 감소를 반복하게 되면 복부에 지방이 더 많이 축적돼 성인병 발생률을 높이는 것으로 보고되었습니다.

P양의 가장 큰 문제점은 비만에 대한 강박증으로 식사를 불규칙하게 하는 것입니다. 식사는 규칙적으로 일정한 시간대에 하고, 같은 열량 섭취 시 식사 횟수를 늘려 조금씩 나누어 먹는 것이 바람직합니다.

또한 간식이나 외식 횟수를 줄이고 자신의 신체에 대해 긍정적인 인식을 가져야 합니다.

요요현상을 막으려면 꾸준한 식사요법 이외에 반드시 운동을 병행하여야 합니다. 감소된 기초대사량을 늘리려면 운동을 꾸준히 하여 근육량을 늘려야 합니다. 운동을 해야 여분의 칼로리도 소비할 수 있습니다.

2~3개월에 10kg 이상 빼는 것은 무리

요요증후군의 가장 큰 문제는 체지방량이 많아지는 것이기 때문에 만약 당뇨나 고혈압, 관절염 등 합병증이 있다면 체지방을 줄이고 근육량을 늘려주는 성장호르몬이 경우에 따라서 도움을 줄 수 있습니다.

또 식욕억제제나 대사활성제와 같은 약제를 적극적으로 사용해야 합니다. 일단 요요증후군을 갖게 되면 식사와 운동 요법만으로는 극복하기가 쉽지 않기 때문입니다.

따라서 비만 환자가 살을 빼고자 한다면 시중의 증명되지 않은 비만 치료법에 의지하지 말고 반드시 전문의와 상의해야 합니다. 또한 살을 2~3개월 사이에 10kg 이상을 빼겠다는 황당한 계획을 버리고 꾸준히 그리고 지속적으로 건강을 관리한다는 생각으로 임하여야 합니다.

실제로 지방 1kg도 9,800cal입니다. 하루에 2,000cal를 섭취하는 사람은 꼬박 5일을 줄여야 뺄 수 있는 열량입니다. 10kg을 뺀다는 것은 지방이 빠지는 것이 아니고 주로 근육이 빠진다고 봐야 합니다. 특히 운동을 동반하지 않으면 더더욱 근육 손실이 심하게 됩니다.

한데 나이 들어서 근육이 빠지면 허리, 팔, 다리의 근육이 빠져서 디스크, 근육통, 골반통 등이 동반될 수 있고, 또 한 번 손실된 근육은 여간해서는 다시 만들어지기가 쉽지 않습니다. 한마디로 살 빼다가 골병들 수 있습니다. 급격한 감량으로 근육 손실이 70~80%(지방 20~30%)라고 봐야 합니다.

　다시 한 번 이야기하지만 비만치료에는 왕도가 없으며, 지름길로 가려다가는 오히려 잘못된 길(요요증후군)로 갈 수 있음을 명심해야 합니다.

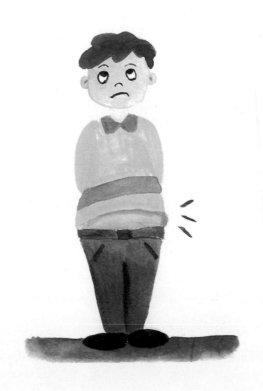

다이어트에 앞서 활동량 계산해보자
무작정 칼로리 섭취 줄이면 되레 화 불러

정비공 P씨(43)는 키 170cm에 몸무게 74kg이지만 허리 둘레가 96cm로 복부비만입니다. 주위에서 '올챙이 같다'고 놀려 뱃살을 빼려고 결심하였습니다.

다이어트 관련 책을 구해보고 칼로리 계산기로 자신의 칼로리 섭취량을 파악해보니 하루에 무려 2,600kcal를 섭취하고 있었습니다. 물론 술도 매일 마시는 편이었습니다.

P씨는 다이어트 책에서 본 대로 저열량 식사를 하기로 마음먹고 하루 섭취 열량을 1,000kcal로 줄였습니다. 하지만 P씨는 5일도 못 가 기력이 없어 일을 제대로 하지 못할 정도가 되자 포기하고 말았습니다.

주부 K씨(46)는 키 155cm에 몸무게 63kg인데 허리 둘레가 90cm입니다. 역시 살을 뺄 결심을 하고 먹는 양을 최대한 줄였습니다. 그런데도 전혀 살이 빠지지 않고 힘만 들어 필자를 방문하였습니다. 필자가 K씨의 영양을 분석한 결과 하루 1,300kcal를 섭취하고 있었습니다.

————————

우리가 적정 칼로리 섭취량을 계산할 때는 '표준체중(키-100)×0.9'를 기준으로, 체중을 유지할 경우 kg당 30kcal, 체중 감량 시 kg당 25kcal를 섭취하도록 일반적으로 권장하고 있습니다. 하지만 이는 어디까지나 상식적인 이야기일 뿐 그다지 도움이 되지 않는 수치입니다. 섭취량은 직업과 활동량에 따라 개별화하여야 합니다.

안정되고 활동량이 적은 사람은 kg당 25kcal만 섭취해도 충분한 반면 가벼운 활동을 하는 노인, 일반 가사노동자 또는 일하지 않고 쉬는 사람은 kg당 30kcal가 적정 섭취량입니다.

경노동을 하는 정신노동자, 교사, 점원, 임신부, 일반 사무직은 kg당 35kcal가 체중 유지 섭취량입니다. 물론 이들이 체중을 감량하고자 한다면 kg당 5kcal 정도는 적게 섭취해야 합니다.

갑자기 칼로리 섭취만 줄이면 실패

K씨는 당연히 살이 빠지지 않았을 것입니다. 왜냐하면 K씨는 운동량

이 거의 없는 상태였기 때문에 (155−100)×0.9=49.5kg이 표준체중이고 이러한 몸무게에 따른 적정 섭취량은 50×25=1,250kcal였습니다. 살을 빼고자 하였으면 1,000kcal 정도를 섭취해야 했는데 K씨는 1,300kcal로 과잉 영양 섭취를 하였습니다.

이와 반대로 중등노동을 하는 행상업자, 학생, 직공, 수유부(授乳婦) 등은 kg당 40kcal를 섭취해야 하며, 중노동을 하는 철공, 목공, 광부, 노역자들은 50kcal를 섭취할 것을 권장하고 있습니다. P씨는 자신의 활동량을 고려하지 않은 무리한 다이어트를 함으로써 영양실조에 걸려 다이어트에 실패한 경우입니다.

우리가 섭취량을 계산할 때는 반드시 활동량을 고려하여야 합니다. P씨는 정비와 같은 고된 활동을 하기 때문에 최소 2,500kcal가 적정 섭취량입니다. 더구나 P씨의 복부비만은 과잉 섭취량이 문제가 아니라 술 때문이었을 여지가 높아 술을 줄이는 것이 정답이었을 것입니다.

————

직장 여성 C양(23)은 키 170cm에 몸무게 98kg인 거구입니다. 직업이 웹 디자이너로 하루 종일 앉아서 일합니다. 문제는 작업할 때 쉬지 않고 과자나 빵을 먹는 것이었습니다. 하도 뚱뚱하다는 소릴 많이 들어서 큰 맘 먹고 살을 빼기로 하였습니다.

단단히 준비하고 다이어트 책도 사서 열심히 정독을 하였습니다. 하루 섭취량이 무려 2,400kcal나 되는 것을 알아내고는 먹는 양을 자신의 표준체중인

63kg을 기준으로 하여 kg당 20kcal만 섭취하기로 결심하고 하루 1,200kcal를 섭취하였습니다.

하지만 C양은 보름 후 영양실조 증세와 심한 감기몸살로 입원하였습니다.

C양은 자신의 섭취량을 한번에 절반으로 줄였는데 이는 아주 위험한 일입니다. 몸은 비대한데 갑자기 칼로리 섭취를 줄이면 안 됩니다.

물론 궁극적으로 kg당 20~25kcal로 줄여야 하지만 이는 서서히 해야 합니다. 초기에 200~300kcal만 줄이고 이후 서서히 칼로리 섭취를 줄여 나가야 합니다.

다시 말하지만 비만치료에는 왕도가 없습니다. 비만에 맞서 싸우려 하지 말고 서서히 체질을 개선하고 때론 우회전술도 사용하며 운동과 더불어 약물의 도움을 받아야 합니다. 가장 중요한 것은 전문의와 상의해 자신에게 맞는 전략을 세우는 것입니다.

04

운동 않고 굶기만 하면 살 못 뺀다
단식은 지방보다 근육(단백질) 더 많이 빠져

키 161cm, 몸무게 84kg인 K양(28)은 고등학교 때부터 살이 찌기 시작하였다고 합니다. 여러 차례 살빼기 시도를 하였는데 처음 1주일은 어느 정도 진행되지만 번번이 식욕을 억제하지 못하고 실패하였습니다.

2~3kg 빠졌다가 오히려 체중은 늘고 팔다리는 왠지 가늘어지는 것 같았습니다. 그러던 차에 교외에 있는 단식원에서 한 달에 10kg을 뺀다는 이야기를 듣고 입소하였습니다.

입소 후 물과 채소류 위주의 초열량식사(600kcal)를 해서 이틀 만에 3~4kg을 뺐습니다. 이후 1주일간은 하루에 0.5~1kg 정도씩 빠졌습니다. 하지만 점점 힘들어 운동하기 어려울 정도가 됐습니다. 10일 정도가 지나니까 몸무게는 7~8kg 정도 빠져 힘은 들지만 매우 만족스러웠습니다.

하지만 이후 1주일 정도 더 지났으나 체중 변동은 거의 없이 기운이 빠지고 끼니마다 허기가 져서 참기 힘든 고통스러운 나날이었습니다. 힘이 들어도 체중이 줄면 참겠는데 몸무게는 거의 변화가 없고 기운이 빠져 운동도 할 수 없었습니다. 하루하루가 너무 힘들어 급기야 4주째 거의 탈진상태에서 집으로 돌아왔습니다.

이후 집에서 죽과 고기를 며칠 먹었더니 금방 3~4kg 늘고, 식사조절을 한다고 하였으나 한 달 만에 오히려 평소 체중보다 1~2kg 더 늘어났다고 합니다.

———————

K양은 금식이나 단식 투쟁을 할 때와 유사한 경로를 거쳤습니다. 금식할 경우 우리 몸은 제일 먼저 당원(glycogen)을 분해하여 영양분(혈당)을 공급하게 됩니다.

당원은 간에 300~400g, 근육에 700~800g 정도가 평균적으로 저장돼 있으며 3~4배의 수분을 함유하고 있습니다. 우리가 흔히 사우나실에서 땀을 빼면 2~3kg이 빠졌다고 좋아하면서 음료수에 빵을 먹게 됩니다. 이는 오히려 살이 더욱 찌는 요인이 됩니다. 당원이 가수분해되면서 수분이 증발해서 빠진 것이지 지방이 빠진 것이 아닙니다.

씨름선수가 경기 후에 몸무게가 3~4kg 빠진다는 것이나 심한 육체노동을 한 후에 얼굴이 핼쑥해지는 것 또한 당원이 분해되고 탈수돼서 온 현상이지 살이 빠진 것이 아닙니다.

근육 분해해 영양분을 공급

금식 기간이 이틀째 접어들면 당원은 거의 고갈되면서 근육을 분해해 영양분(혈당)을 공급하게 됩니다. 이 기간이 1주 정도라고 보면 됩니다.

우리 몸의 영양소는 탄수화물과 단백질이 4.1kcal/g의 열량을 내고 지방은 9.8kcal/g을 내기 때문에 탄수화물과 단백질이 영양소로 이용될 때에는 체중이 급격히 빠지지만 지방은 매우 더디게 빠집니다. 특히 지방은 수분을 거의 함유하고 있지 않기 때문에 지방 1kg이 빠지려면 9,800kcal를 소비해야 합니다.

성인이 1,800~2,000kcal를 하루에 섭취한다고 할 때 최소한 5일은 굶어야 합니다. 하지만 운동하지 않고 앉아서 굶기만 하면 단백질 60~70%, 지방 30~40%의 비율로 소비됩니다. 운동을 계속하면 근육은 자극을 받아 유지되기 때문에 근육 소실량을 많이 줄일 수 있습니다. 그래도 근육(단백질) 30~40%, 지방 60~70% 비율로 빠집니다.

따라서 금식 1주일이 지나면 체중 감소 속도가 매우 더뎌지면서 이때 몸에서는 생명의 위험 신호로 먹어야 한다는 신호가 매우 강하게 나옵니다. 이어 3~4주 때 대부분 비만치료를 포기하게 됩니다.

이 무렵 금식을 포기하게 될 때에 몸은 기초대사량을 마치 동면하는 동물처럼 극히 낮게 만듭니다. 또 들어오는 영양분은 저장 효율이 가장 좋은 지방 형태로 만들어 저장합니다.

K양은 단식원에서 너무 고생스럽게 체중을 감량하였으나 실제로 빠진 것은 근육입니다. 단식원을 나와서 다시 체중이 늘었을 때는 대부분 지방으로 체중이 늘었을 것입니다.

K양은 체지방률이 40%를 넘었는데(정상인은 20~25%) 아마도 이 시도의 실패로 체지방률이 최소 5%포인트 이상 늘었을 것입니다. 이제 운동해도 근육이 많이 없어 쉽게 피로해집니다. 이는 근육이 움직이지 못하고 지방이 출렁거리기 때문입니다.

또 기초대사량이 낮고 근육이 적어 조금만 음식을 먹어도 살이 쉽게 찌게 됩니다. 한마디로 하지 않은 것만 못한 최악의 비만치료라 할 수 있습니다.

05

심한 운동은 몸만 축낸다
다리를 사용하는 저강도 운동 꾸준히 해야

B중령(41)은 키 172cm, 몸무게 83kg으로 건장한 체격입니다. 하지만 허리가 91.44cm로 남달리 굵은 편이어서 뱃살 빼기에 들어갔습니다.

오후 전투체육시간에 축구나 테니스를 두 시간 정도 하고 집에 와서는 뱃살 빼는 슬라이딩(sliding) 기구를 사서 20~30분씩 하거나 역기를 했습니다.

그런데 "땀이 나도록 운동하고 나면 힘도 많이 들고 갈증을 느껴 콜라 등 음료수를 많이 마시게 됩니다. 식욕이 왕성해져 식사 때면 더 많이 먹게 됩니다. 체중 감량 효과가 없는 것 같습니다"라며 필자에게 상담을 요청했습니다.

일반적으로 비만 환자는 살을 빼고자 하는 욕구가 너무 강해 단시간에 빨리 빼려고 합니다. 따라서 운동도 고강도(高强度) 운동을 하게 됩니다. 또 땀이 흠뻑 나도록 운동합니다. 하지만 고강도 운동은 체지방 감량 효과가 적습니다.

강도가 높은 운동은 체내에 저장된 글리코겐(포도당의 저장 형태)을 주로 사용하며 체지방은 적게 이용하기 때문입니다. 오히려 강도가 낮은 운동이 체지방을 주로 사용하게 합니다.

고강도 운동 시 소모되는 글리코겐은 수분을 3~4배 함유하고 있어 1kg을 소비하면 3~4kg 탈수현상을 동반합니다. 이를 겉으로만 보면 체중이 많이 빠지고 얼굴도 핼쑥해져 비만 환자는 무척 흡족해합니다. 하지만 실제 체지방은 거의 빠지지 않은 상태입니다. 오히려 식욕이 더욱 왕성해져 음식을 자제하기 힘들어지며, 음식을 섭취한 후에는 체중이 금방 원상복귀되거나 더욱 살이 찌게 됩니다.

B중령의 경우 축구나 테니스도 고강도 운동이지만 슬라이딩이나 역기 역시 고강도 운동입니다. B중령은 '잘못' 운동하고 있었던 것입니다.

비만 환자에게 운동을 권하는 이유는 여러 가지가 있습니다. 첫째는 물론 열량소비입니다. 한 달에 1kg의 체지방을 줄이려면 하루 평균 400kcal 정도를 소비하는 운동을 해야 합니다. 이는 산보 90분, 속보 60분, 조깅 30분에 해당합니다. 통상 1만 보를 걸으면 됩니다.

여기서 유의할 점은 비만인은 체력 증진이 아니라 건강 증진을 위해 운동하기 때문에 최대 운동 능력의 50~80% 범위에서 저강도(低强度) 운동을 해도 충분하다는 것입니다.

최대 운동 능력의 50~80%면 충분

고강도 운동은 지속하기 어렵고 앞에서 설명한 대로 효과가 오히려 반감될 수 있습니다. 반면 저강도 운동은 식욕을 억제합니다. 한두 시간 저강도 운동을 하면 교감신경계 호르몬, 성장호르몬, 글루카곤 등의 호르몬을 분비시켜 혈당을 새로 만드는 작용을 하기 때문입니다. 즉, 몸 안의 체지방을 충분히 이용해 영양분을 공급하기 때문에 오히려 식욕을 억제합니다. 이 밖에도 저강도 운동은 지속해서 할 수 있기 때문에 기초대사량을 높이는 역할을 합니다.

비만 해소에서 운동의 두 번째 이점은 근육량이 증가한다는 것입니다. 근육은 지속적인 자극으로 서서히 양이 증가하는데 이때 체지방이 감소합니다.

그런데 우리 몸에서 근육이 가장 많은 부위는 엉덩이를 포함한 하지로 전체 근육의 70% 정도가 분포돼 있습니다. 따라서 하지를 사용하는 걷기 등이 지방 제거에 가장 좋은 방법입니다.

또 걷고 뛰면 하지뿐 아니라 전신 근육을 함께 이용하게 됩니다. 슬라이딩이나 역기 등은 복부 근육이나 상체 근육의 발달에는 좋을지 모르나 전체적으로 쏟는 정성에 비해 비만 해소에는 비효율적이라 할 수 있습니다.

셋째, 운동은 인슐린 저항성을 개선합니다. 인슐린 저항성은 당뇨병,

고혈압, 동맥경화증의 근원인데 운동이 이를 개선해줍니다. 인슐린 저항성은 근육량과 관계가 있으며 그 외에 근육과 간(肝)에서의 포도당 이용 정도와 밀접한 관계가 있습니다. 운동이 이 같은 포도당 이용 효율성을 높여줍니다.

운동의 네 번째 이점은 스트레스를 풀어준다는 것입니다. 그런데 고강도 운동은 오히려 몸에 스트레스를 줄 수 있습니다. 따라서 몸에 무리를 주지 않는 저강도 운동을 해야 스트레스를 풀어줄 수 있습니다.

결론적으로 말하면 운동을 통해 체중을 급격히 감량하려면 오히려 몸만 축나고 살이 더 찔 수 있습니다. 산보, 속보, 조깅 등 하지를 사용하는 저강도 운동을 꾸준히 하는 것이 비만을 해소하는 바른 운동법이라고 할 수 있습니다.

식이요법 잘못하면 영양 불균형 초래
균형잡힌 저열량 식사가 가장 좋아

P씨(41)는 키 159cm에 몸무게 66kg입니다. P씨는 고기를 거의 먹지 않으며, 밥을 조금 먹고 채소류와 과일을 많이 먹는 다이어트를 했습니다. 그리고 차를 많이 마시며, 물도 많이 먹었다고 합니다.

하지만 너무 힘이 들었으며, 기립성(起立性) 저혈압이 오고, 허기가 져서 1주일만에 다이어트를 포기하고 말았습니다. 다이어트 실패 후에는 체중이 더 늘고 몸 컨디션도 좋지 않아 필자에게 상담을 의뢰하였습니다.

P씨는 저열량 고당질 식사를 한 경우입니다.

이런 다이어트의 대표적인 경우로 스즈키식 다이어트가 있습니다. 이는 지방 함량과 설탕, 감미료를 줄이는 대신 과일, 채소, 곡식 등과 같이 수분이 많은 고당질 식품을 주로 먹는 방법입니다.

일본의 스즈키 소노코라는 여성이 개발한 이 방법은 유제품이나 지방이 많은 음식은 전혀 먹지 않습니다.

통상 1일 1,000~1,100kcal 정도를 섭취하고, 단백질은 40g 정도 섭취하며, 주로 당질을 섭취합니다. 그러나 실제로 중도에 포기하는 일이 많았습니다. 단백질이 부족하기 때문에 아미노산이나 비타민, 무기질이 부족해서 골다공증, 빈혈 등을 일으킬 수 있습니다.

특히 우리 몸에서 만들어지지 않는 필수 아미노산이 8가지가 있는데, 이들이 섭취되지 않거나 부족해지면 몸에 무리가 오고, 식욕을 불러일으키게 됩니다.

다이어트, 순환식 식사요법, 차 다이어트, 물 다이어트

이와 유사한 것으로 죽 다이어트가 있는데 현미죽, 김치죽, 시래기죽, 당근죽, 감자죽, 야채죽 등을 주로 섭취하는 방법입니다. 이와 함께 변비를 예방하기 위해 섬유질이 많은 채소를 먹습니다.

죽은 밥에 비해 수분 함량이 많아 식사량을 줄일 수 있지만 이 방법의 주원리도 실상은 열량 섭취 제한이고 장기간 시행할 때 위장의 소화능력이 감소될 수 있습니다.

최근에는 순환식 식사요법이 제시되기도 하였는데 이 방법은 며칠 동안은 저열량 식사를 하고 다른 날은 평소대로 식사를 하는 방법입니다. 하지만 이것은 더욱 위험하여 저열량 식사를 계속하는 것에 비해 오히려 근육의 손실이 많아집니다.

기타 차 다이어트도 많이 사용되는데 율무차, 구기자차, 옥수수수염차, 오미자차, 녹차, 결명자차, 둥굴레차 등이 이용됩니다.

하지만 이들 차는 이뇨성분을 함유하고 있는 것들이 많으며, 일부 차는 에너지 소비를 증가시키거나 지방 흡수를 저해하는 성분 등을 갖고 있다고 하나 대부분 확실하지는 않습니다.

또 식사 전이나 공복에 생수 등을 2~3컵 마시는 물 다이어트도 있는데 효과는 별로 없습니다. 세 끼 식사 중 한 끼를 분유로 대체하여 열량 섭취를 줄이는 분유 다이어트도 있습니다.

분유의 주성분이 유당(乳糖)인데, 성인의 경우 유당의 소화 흡수능력이 떨어져 있기 때문에 2분의 1 정도만이 흡수되는 효과를 기대한 것입니다. 하지만 모든 성인에서 유당 분해능력이 떨어지는 것은 아니기 때문에 그 효과는 미지수입니다.

다른 음식은 먹지 않고 고기와 술만 먹는 포도주 다이어트, 맥주 다이어트 등도 있습니다. 알코올은 체내에 흡수되면 소변, 호흡, 땀 등으로 많이 배설되고 열생산 효과(Thermogenic effect)가 있어 체지방을 분해합니다.

거기에 다른 음식을 전혀 먹지 않고 스테이크만 먹으면 전체 열량 섭취량이 줄어들어 체중 감소가 나타날 수 있습니다.

그러나 술도 지방으로 전환되며, 알코올 다이어트 역시 저열량식입니다. 또 알코올을 다량, 지속적으로 먹으면 간기능에 손상을 줄 수 있습니다.

지금까지 여러 근사한 이름의 식사요법을 설명하였는데 대부분 영양학적으로 문제가 있습니다. 역시 균형잡힌 저열량 식사가 가장 좋으며, 운동을 해서 칼로리를 추가로 소모하는 것이 가장 좋은 다이어트 방법이라고 확신합니다.

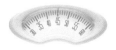

2부

뱃살을 빼라

피하지방보다 내장지방이 문제다
내장지방이 당뇨 등 성인병의 주원인이다

살을 빼려는 것은 물론 건강상의 이유입니다. 하지만 최근에는 비만을 질병의 관점이 아니라 미용 문제로 인식하여 피하지방 흡입술을 받는 사람이 적지 않습니다. 필자도 이에 반대하지는 않습니다.

세계보건기구(WHO)는 '건강이란 육체건강뿐 아니라 정신건강도 포함한다'고 정의했고, 피하지방을 빼고 행복감을 느낀다면 쌍꺼풀 수술하는 것과 다를 바 없기 때문입니다. 하지만 피하지방보다는 내장지방에 더 많은 관심을 기울여야 합니다. 질병과의 관련성은 내장지방이 훨씬 더 높기 때문입니다.

복부비만은 피하형과 내장형 두 가지 형태가 있습니다. 피하형은 복벽 바깥에 지방이 쌓이는 것으로 성장기 청소년들에게서 흔히 나타납니다. 내장형 비만은 복강 내 내장 사이를 가르는 장간막에 지방이 쌓이는 것입니다. 성장기나 젊어서는 말랐던 사람이 30대 이후 체중이 늘 때, 팔과 다리 등은 가냘프면서도 뱃속에 지방이 축적될 때 내장형이 됩니다.

우리나라의 중년 이후 사람들은 영유아기에 우유를 못 먹고 사춘기 때 고기도 많이 못 먹은 상대적 영양결핍 시기를 거친 경우가 많습니다. 따라서 팔, 다리 등 전체적인 근골격이 빈약한데 중년 이후 상대적 영양 과잉과 운동 부족으로 살이 찌는 경우가 많습니다. 이때 내장형 복부비만이 되기 십상입니다.

피하지방형 비만과 내장형 비만은 컴퓨터 단층촬영(CT)을 이용하면 정확하게 구별할 수 있습니다. 대사적으로 문제가 되는 것은 내장지방입니다. 더구나 내장지방은 잘 빠지지도 않습니다. 만약 이런 사람이 금식을 해서 살을 뺀다면 소중한 근육만 잃어버리고 피하지방은 조금만 빼내어 실제로는 건강만 상하게 됩니다.

———

회사원 P씨(38)는 키 169cm, 몸무게 78kg으로 탄탄한 몸매를 가지고 있지만 심심찮게 뚱뚱하다는 이야기를 들었습니다.

그러던 차에 체질량지수가 27.3kg/㎡로 자신의 체중이 적정체중의 126%나 되는 것을 알고는 필자를 찾아왔습니다.

P씨는 태어날 때 정상체중이었으며, 어려서부터 운동을 좋아해 테니스, 수영, 등산 등 못하는 운동이 없을 정도로 만능 스포츠맨입니다.

종합검사 결과 모두 정상이었으며 체지방률도 23%로 정상이었습니다. P씨는 전혀 살을 뺄 필요가 없다고 판단되어 "계속 규칙적으로 운동하라"라고 이야기한 후 돌려보냈습니다.

————————

　이 환자는 허리가 88.90cm로 두꺼워졌지만 CT 촬영 결과 대부분 피하지방이고 내장지방은 많지 않았습니다. 이런 환자와 같은 유형이 일본의 스모선수들입니다.

　이들은 엄청나게 비만하지만 어릴 때부터 운동과 더불어 체중을 늘려왔기 때문에 대부분 피하지방으로 구성되어 있습니다. 따라서 미용상 문제는 있어도 건강상 위험은 크지 않다고 할 수 있습니다.

문제는 내장지방

　내장형 복부비만이 성인병으로 발전하는 과정을 살펴보면 복강 내 지방세포는 지방질을 쉽게 축적, 분해하는 특성이 있어 혈액에 지방산을 많이 분비합니다.

　지방산이 혈액에 분비되면 그 첫 반응으로 근육이나 간장에서 인슐린의 효과가 떨어집니다. 인슐린은 신체의 각 세포에 에너지원인 포도당을 들여보내는 구실을 합니다. 따라서 혈중 지방산이 높아지면 세포는 포도당 대신 지방을 받아들이게 되어 포도당 유입이 방해받게 되는데 이를 의학적으로 인슐린 저항성이라고 합니다.

인슐린 저항성에 따라 포도당이 소비되지 않으면 혈중 포도당이 높아집니다. 이렇게 되면 췌장의 베타세포가 자극받아 인슐린 분비가 촉진되어 혈중 인슐린 수치가 높아집니다. 이를 고인슐린혈증이라고 합니다.

혈액 속의 인슐린 수치가 높아지면 신장의 염분 배출이 저하되어 체내에 축적되고, 교감신경이 자극받아 심장박동이 촉진되거나 혈관이 수축되어 고혈압이 생깁니다.

혈중 포도당 수치가 계속 올라갈 때 췌장의 베타세포가 인슐린 분비기능을 감당하지 못하면 인슐린 비의존형 당뇨병이 발병합니다. 또 고인슐린혈증은 혈중 중성지방 농도를 증가시키고 인체에 유익한 콜레스테롤(HDL 콜레스테롤)의 농도를 감소시키는 이상지혈증을 유발합니다. 이것들이 복합적으로 작용하여 동맥경화증을 일으킵니다.

동맥경화증이 생기면 관상동맥에서는 협심증과 심근경색증을 일으키고 뇌동맥에서는 뇌졸중(중풍) 같은 무서운 합병증을 초래하게 됩니다.

필자는 요즘 텔레비전에서 단시간에 살을 많이 뺀 사람들의 무용담을 보면서 건강한 몸을 괜히 상하게 하지나 않았을까 하는 걱정이 듭니다. 또 정말 빼야 할 사람은 살이 덜 쪄보이는 것이 안타깝습니다.

02

성인병을 불러오는 '술배'
체내 흡수 후 여분의 알코올 지방으로 전환

대기업 부장인 김모(42) 씨는 영업부서에서 근무하기 때문에 술자리 접대가 많습니다. 업무상 접대뿐 아니라 친구들도 많이 만나기 때문에 1주일에 3~4일 은 술을 마십니다.

주량은 폭탄주 7~8잔, 소주 두 병 정도. 그래도 김씨는 자신이 알코올중독 이라고는 생각지 않습니다. 술을 마시지 않을 때에도 별다른 금단증상이 없기 때문입니다. 그러나 체형이 뚱뚱해지는 것은 어쩔 수 없습니다.

대학과 군대시절 김씨는 키 173cm에 몸무게 55~57kg으로 빼빼한 편이었습 니다. 그런데 직장생활을 시작한 후 체중이 점점 늘더니 최근에는 90kg에 이 르렀습니다.

허리 둘레는 96.52cm. 이른바 '술배'가 빵빵하게 나왔습니다. 그는 과음으로 만성피로를 느끼던 차에 직장 신체검사에서 당뇨와 고혈압이 발견돼 병원을 찾아왔습니다.

―――――

김씨는 왜 그렇게 살이 쪘을까요.

음주 전후 그의 식사 패턴을 살펴보면 대충 짐작이 갑니다. 그는 술 마시기 전에 고깃집이나 횟집에서 식사를 충분히 합니다. 그리고 자정 무렵 집에 와서는 밥을 또 먹는 경우가 많습니다.

김씨의 칼로리 섭취량을 계산해보면 저녁식사와 야식으로 적어도 800~1,000kcal, 안주를 제외하고 순전히 술에서만 800~1,000kcal(맥주 한 컵 100kcal, 위스키 한 잔 100kcal, 소주 1.5잔 100kcal)를 섭취합니다.

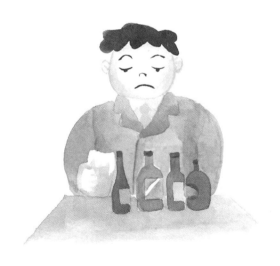

체중 60kg인 성인 남성의 적정 칼로리 섭취량(kg당 30~35kcal)이 하루 1,800~2,000kcal인 점을 감안하면 그는 저녁식사와 술로만 하루 적정 칼로리를 다 섭취하기 때문에 아침과 점심식사는 덤이 되어 고스란히 살로 가는 것입니다.

술은 또한 저혈당을 유발하여 공복감을 주기 때문에 밤이나 그 다음 날 아침·점심 식사를 더 많이 하게 만듭니다.

따라서 김씨의 경우 운동을 거의 하지 않고 스트레스도 많이 받는 상태에서 성인병이 생기지 않는다면 오히려 이상할 것입니다. 이는 30~40대 이상 직장남성에게서 흔히 볼 수 있는 모습입니다.

그나마 김씨는 당뇨병과 고혈압이 발견되어 병원에 왔으니 다행입니다. 그렇지 않았을 경우 과로사나 돌연사로 불행한 일을 당했을지도 모릅니다.

그러면 술 마신 만큼 식사량을 줄이면 '술배'를 피할 수 있을까요.

목수 박모(49) 씨는 키 168cm, 몸무게 54kg으로 마른 편이지만 허리는 86.36cm로 복부비만입니다.

박씨는 한 달에 20일가량 일하는데 일할 때는 점심에 소주 한 병, 일 끝나고 나서 소주 두세 병 정도를 마십니다. 일이 없을 때에도 저녁에 반주 삼아 소주를 두세 병 마십니다. 그것도 시장기가 돌 때 김치나 멸치를 안주 삼아 마십니다.

박씨는 젊었을 때나 지금이나 체중 변화는 거의 없었습니다. 최근에는 팔다리가 가늘어지고 배가 자꾸 나오는 것 같은 느낌을 갖던 터에 갑자기 체중이 3~4kg 빠졌습니다.

게다가 물을 많이 마시고 싶고 소변을 많이 보는 증상이 생겨 검사를 받아본 결과 당뇨병(혈당이 435mg/dl)이 발견돼 병원에 입원, 인슐린 치료를 받고 있습니다. 술 때문에 몸이 망가진 사례입니다.

술은 '텅빈 칼로리'

술은 다른 필수영양소는 갖고 있지 않지만 열량은 7.9kcal/g(탄수화물 4kcal/g)으로 높습니다. 따라서 박씨처럼 다른 안주나 식사를 하지 않고 술만 먹으면 술기운에 열량이 있어 일하는 데 필요한 힘은 생깁니다.

하지만 단백질을 섭취하지 않기 때문에 팔다리는 점점 가늘어지게 됩니다. 또 여분의 알코올은 지방으로 전환되어 내장지방으로 축적돼 '술배'를 만듭니다.

탄수화물 위주의 식사에 술을 많이 마시게 되는, 유흥업소에 종사하는 아가씨들의 술배가 이런 경우라고 할 수 있습니다. 단백질이나 미네랄, 비타민 등이 부족해지기 때문에 근육이 없어지며 인슐린을 분비하는 췌장 내 베타세포도 없어지기 때문에 당뇨병이 잘 생기고 일단 발병하면 평생 인슐린을 맞아야 하는 경우가 많습니다.

술은 적당히 마시면 혈액순환에도 좋고 좋은 콜레스테롤(HDL 콜레스테롤)을 증가시켜 동맥경화증을 예방합니다. 즉 'J곡선'이라고 하는데, 아주 안 먹는 사람이 적당량 먹는 사람보다 사망률이 높지만 적당량을 넘어서면 사망률이 급격히 증가하는 현상입니다.

하지만 필자는 웬만하면 술을 마시지 말라고 합니다. 적당한 주량은 소주 석 잔, 위스키 두 잔, 맥주 두 컵인데 주당들은 이 정도로 만족하지 않는다는 것을 잘 알기 때문입니다.

03

'술배' 말고 '과일배'도 있다
사과 등 과일 많이 섭취하면 복부비만

———

키 160cm, 몸무게 68kg인 주부 김모(45) 씨는 누가 봐도 매우 '펑퍼짐한' 아줌마입니다. 그래도 처녀 때는 42~43kg 정도여서 다들 애나 제대로 낳을 수 있을지 걱정했다고 합니다.

하지만 첫째를 낳은 뒤 5kg 정도 늘었는데 둘째를 낳고 또 5kg이 늘었다고 합니다. 이후 몇 차례 다이어트를 했으나 번번이 실패해 배가 더 넉넉해지고 있어 걱정이 태산 같습니다.

"저는 끼니때마다 밥을 적게 먹는데 왜 살이 안 빠지고 도리어 찌나요?"

———

김씨는 자신이 살찌는 이유를 납득하지 못하겠다며 필자를 찾아왔습니다. 김씨의 하루 식단은 대강 다음과 같았습니다.

아침식사로 밥 한 공기와 김치나 나물 종류를 먹고, 점심은 2~3시쯤 간단하게 국수나 밥 한 그릇 정도를 먹습니다. 간식으로 인절미나 감자 부침개 또는 과일을 먹으며, 저녁에는 다이어트하기 위해 과일로 밥을 대신합니다. 겨울에는 귤 5~6개, 여름에는 참외 · 사과 · 배 등을 2~3개 먹는 정도입니다. 그러다가 가끔 과식하는데 그때마다 체중이 1~2kg씩 느는 것 같다고 했습니다.

김씨의 식단을 자세히 들여다보면 결코 식사를 적게 하는 것이 아닙니다. 김씨는 밥을 적게 먹는 대신 과일을 줄어든 밥 양을 보충하고도 남을 만큼 먹고 있었습니다. 우리나라 사람들은 흔히들 '과일은 살이 찌지 않는다'고 잘못 인식하는 경우가 많습니다.

하지만 중간 크기의 귤 한 개는 50kcal, 배 한 개는 150kcal, 사과 · 참외 한 개는 각각 100kcal, 수박 한 쪽은 50kcal 정도입니다. 따라서 김씨는 과일로만 하루 300~400kcal를 섭취한 것입니다. 본인은 적게 먹는다고 생각하지만 하루 1,800~2,000kcal 정도의 열량을 섭취하고 있습니다.

영양분의 적절한 구성비율

김씨는 당질 80%, 단백질 10%, 지질 10% 정도인 식사를 하고 있었습니다. 이처럼 과다하게 섭취한 당질은 체내에서 중성지방으로 바뀌어 복부비만을 일으킵니다. 또 당질은 위에 머무르는 시간이 짧기 때문에 반동성 저혈당증이 와서 자주 허기를 느끼게 합니다. 따라서 김씨가 식사 때마다 허기를 참느라 고생한 것은 아주 당연합니다.

우리나라의 식생활은 곡류 위주여서, 1970년대에는 당질이 총섭취열량의 80%를 차지했습니다. 이후 서구화로 식생활 구조에 변화가 생겨 점차 당질 섭취가 줄어들고 있기는 하지만 아직 곡류 위주의 식생활이 계속되고 있습니다.

김씨는 당질 위주의 식사 외에도 과일을 많이 먹는데 과일은 일반적으로 수분 함량이 80~90%를 차지합니다. 단백질과 지방 함량은 대단히 적지만 다른 미네랄이나 비타민은 많이 함유하고 있어 적당히 먹으면 좋습니다.

하지만 성분의 10% 정도는 당질이어서 너무 많이 섭취하면 역시 복부비만을 일으킵니다. 과일을 많이 먹는 사람에게서 나타나는 이 같은 복부비만을 흔히 '과일배'라고 합니다.

김씨처럼 당질이 넘치고 단백질과 지방 섭취가 부족한 경우 오히려 부분적인 영양 결핍이 되어 팔다리는 가늘어지면서 배는 자꾸 나와 거미 같은 인간이 됩니다. 특히 김씨는 여러 차례 체중 감량을 시도하다 실패했기 때문에 기초대사량이 떨어져 있어 열량을 조금 섭취해도 체중이 늘었습니다.

그러면 어떤 영양분 구성비가 바람직할까요.

올바른 식사 패턴은 당질 : 단백질 : 지질의 섭취비율이 60~65 : 15 : 20~25입니다. 결론적으로 '영양'이라는 현상은 식사의 균형성에 준하여 성립된다는 것을 잊어서는 안 됩니다.

생리기능을 향상하고 각종 성인병을 예방하기 위해 당질과 섬유소 섭취를 조절할 때에는 반드시 양질의 단백질 · 지질 · 무기질 · 비타민류 등 중요한 영양소 섭취를 염두에 두어야 합니다. 어느 한쪽이 좋다고 편중되면 절대로 좋지 않습니다.

김씨는 젊었을 때부터 유제품이나 단백질을 워낙 적게 먹어 가벼운 빈혈증상도 보였습니다. 현 상태를 그대로 유지할 경우 앞으로 골다공증이 생길 것으로 보입니다.

따라서 김씨는 식사와 운동을 균형 있게 하여야 하며, 비만 전문의와 상의해 약물 등의 도움을 받아 천천히 살을 빼야 합니다. 그렇지 않고 또 다시 섣불리 다이어트를 시도할 경우 건강을 훼손할 개연성이 많습니다.

하느님은 인간의 몸이 음식을 골고루 먹어야 제대로 작동하도록 만들어 놓지 않았나 하는 생각이 듭니다.

복부 자극, 뱃살 빼기와 무관
저강도 유산소 전신운동이 효과적

옆집에 사는 K씨(43)는 키 175cm, 몸무게 85kg입니다. 뱃살을 빼고자 하는 욕심이 앞섰는지 그는 아주 심한 고강도 운동을 했습니다.

필자는 1년쯤 전에 헬스클럽에서 K씨와 운동을 같이하고 사우나를 한 적이 있습니다. 그는 역기 등 각종 기구운동을 하고 러닝머신에서도 땀이 흠뻑 나도록 운동하였습니다. 그 체력에 무리이다 싶을 정도로 운동을 열성적으로 하였습니다.

운동 도중에도 '뱃살을 빼기 위해서'라며 계속 배를 두드리고, 뱃살을 쥐어짜고, 진동기로 배를 한참씩 자극하였습니다. 사우나를 할 때는 증기실에서 20분 정도 있으면서 땀이 흠뻑 난 후에야 나왔습니다. 옷을 입을 때 보니까 코르셋 채우듯 허리띠를 빡빡하게 졸라매었습니다. 마치 뱃살을 꽉 조여서 기름 짜듯이 없애려 한다는 생각이 들 정도였습니다.

────────

그가 체중 감량에 성공하지 못했음은 물론입니다. K씨는 뱃살 빼기에 조급증만 가지고 있었지 그와는 전적으로 무관한 방법을 시행하고 있었던 것입니다.

한 연예인의 엄청난 체중 감량을 놓고 사회적 파문이 드셌던 적이 있습니다. 지방흡입술 시행 여부가 논란의 대상이었는데, 지방흡입술 역시 K씨와 같은 뱃살 빼기 조급증 때문인 것으로 생각합니다.

사실 비만 환자들이 살을 빼려는 이유는 여러 가지 비만 합병증(당뇨병, 고혈압, 동맥경화증 등)을 예방하기보다는 미용상 문제 때문입니다. 비만을 질병 관점에서 접근하는 것과 미용상 문제로 접근하는 것 사이에는 언뜻 큰 차이가 없어 보이지만 치료에 들어가면 엄청난 차이가 있습니다.

질병 관점에서 비만을 치료하려는 것은 몸을 잘 보존하고 더 나아가 건강을 증진하려는 것이 목적이기 때문에 비만치료에도 의학적으로 증명되고 신체에 해가 되지 않는 방법만 사용합니다. 이에는 꾸준한 관리, 지속적인 상담, 적절한 약제 사용 등이 필요합니다.

반면 미용상 이유로 체중을 감량하려는 사람들은 대개 단시간에 빼려는 조급성에 매몰되게 됩니다. 따라서 몸을 망치는지와 관계없이 오로지 체중을 빼기 위해 수단과 방법을 가리지 않게 됩니다.

의학적 관점에서 보면 비만 환자에게서 빼려는 것은 내장지방이기 때문에 금식하거나, 채소 종류로 식사하여 2~3개월 만에 10~20kg을 뺀다든지 하는 것은 무식한 방법입니다.

복벽부(腹壁部)나 대퇴부 등에 있는 피하지방을 지방흡입술로 빼는 것도 의미가 없습니다. K씨처럼 배를 마사지하거나 두드리고 진동기로 자극을 주며 배를 꽉 잡아매는 것도 물론 효과가 없습니다.

'원수' 같은 뱃살 빼기에 가장 효과적인 방법

먼저 자신의 뱃살이 피하지방인지 내장지방인지를 구분해야 합니다. 뱃가죽을 손으로 잡았을 때 잡히는 부분은 피하지방이며, 그 외에 밑에 있는 부분이 내장지방에 따른 비만이라 생각하면 됩니다.

가장 정확하게는 컴퓨터 단층촬영(CT)을 해보면 알 수 있습니다. 일단 20대 이후에 불어난 뱃살은 내장지방이 축적된 것이라고 봐도 됩니다.

다음에는 이렇게 복부비만을 야기한 원인을 분석해야 합니다. 먼저 섭취하는 영양분을 분석하여 과도한 탄수화물 섭취에 따른 뱃살인지(밥배, 술배, 과일배인지) 또는 지방 섭취가 주된 문제인지를 분석해내야 합니다. 이에 따라 저칼로리 균형식으로 바꾸는데, 단기간 승부하는 초저열량(800kcal 미만) 식사요법보다는 현재 섭취하는 칼로리에서 20~30%

를 줄이는 식사를 해야 합니다.

식사요법과 더불어 약제를 선택할 때 식욕억제제와 대사항진제, 흡수억제제를 적절히 사용해야 합니다. 배고픔과 피로감이 너무 심할 때, 내장지방 흡수와 근육 강화를 위해 약간의 성장호르몬 보충요법을 시도해볼 수도 있습니다.

가장 중요한 것은 역시 운동입니다. 저강도 유산소 전신운동을 여건에 맞게 택하여 꾸준히 해야 합니다. 하루 한 시간(7,000~8,000보)만 걸어도 300~400kcal를 소비시킬 수 있습니다. 가능하다면 속보나 가벼운 달리기가 좋습니다. 그리고 스트레스를 가급적 받지 않아야 합니다. 이때 유념해야 할 것은 뱃살만 집중적으로 빼는 특별한 운동은 없다는 점입니다.

각종 슬라이딩 기구를 포함한 복부근육 운동은 복근을 강화하는 효과는 있지만 뱃살 빼는 효과와는 무관합니다. 하지만 저강도 유산소운동을 지속적으로 할 때 가장 먼저 빠지는 지방은 내장지방입니다. 운동으로 지방이 분해될 때 내장지방과 피하지방이 7 대 3의 비율로 소모됩니다. 여분의 지방이 가장 많이 축적된 것이 뱃살이므로 운동하면 뱃살이 먼저 빠지게 됩니다.

지방흡입술에 대한 오해
특정부위 지방 제거에 효과적

어려서부터 비만이었던 L양(27)은 현재 키 165cm에 몸무게 87kg인데 대학을 졸업하고도 취직이나 미팅이 잘되지 않자, 4~5년간 주변에서 권하는 온갖 종류의 다이어트와 비만치료제를 다 사용해보고, 단식원에도 몇 차례 들어가는 등 살을 빼려고 별별 노력을 다 해보았다고 하나 그때뿐이고 이후에는 살이 더 찌는 악순환을 계속하였다고 합니다.

그러던 L양이 어느 날 필자를 찾아와 이제 남은 방법은 수술을 받아보는 것밖에 없다고 하면서 지방흡입술을 하면 어떻겠냐고 문의했습니다.

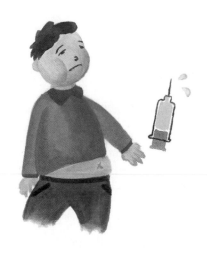

지방흡입술이란?

지방흡입수술이란 잘 안 보이는 부분을 작게 절개하고 가늘고 기다란 튜브를 넣어 지방세포를 제거하는 수술로, 최근에 많이 시술되는 미용성형수술 중 하나입니다. 지방흡입술을 통한 1회 지방흡입량은 복부의 경우 1,500~3,000cc가 보통이며 그 이상 대량으로 흡입하려면 수혈이 필요하고 안전성에도 문제가 있을 수 있습니다.

지방흡입술의 경우 수술부위의 몸매 교정 효과는 크지만, 대부분 국소적으로 특정부위의 지방을 제거하는 것이기 때문에 체중 감소 효과는 크지 않습니다. 통상 수술 전에 비해 1~3kg 정도 몸무게가 줄어들 뿐입니다. 따라서 지방흡입술을 해서 10kg 이상, 심지어 수십 kg을 한꺼번에 줄일 수 있다고 생각해서는 안 됩니다.

물론 지방흡입술은 일정한 지방세포의 숫자를 줄여주기 때문에 몸 전체적으로 다시 살이 찌더라도 수술받은 부위는 웬만해선 살이 잘 찌지 않습니다.

특히 수술 후 식사를 조절하고 규칙적으로 운동하게 되면 수술부위에 다시 살이 붙지 않습니다.

누가 해야 하나?

지방흡입술은 몸매를 다듬는 수술로, 지방을 부분적으로 제거하여 좀 더 보기 좋은 몸매를 갖게 도와주는 수술입니다. 무조건 몸무게를 줄이는 다이어트 대용은 절대로 아닙니다.

따라서 살이 부분적으로 찐 사람들에게는 효과적일 수 있으나 전체적으로 뚱뚱한 사람이 다이어트를 위해 시행하는 것은 부적절합니다.

전체적으로 비만한 사람은 식이, 운동, 약물 등의 방법으로 가급적 충분히 체중 감량을 시행한 후 그래도 살이 잘 빠지지 않는 국소부위(복부, 옆구리, 엉덩이, 허벅지 등)에 한해 최종적으로 지방흡입을 고려하는 것이 바람직합니다.

피부탄력이 떨어진 중년 이상의 연령이거나 임신 · 출산의 반복, 심한 비만 등으로 살이 트고 복부근육이 늘어진 경우에는 약해지고 늘어난 피부와 근육을 일부 제거하여 팽팽하게 당겨주는 복부성형수술을 지방흡입술과 병행해야 성형효과를 기대할 수 있습니다.

지방흡입술과 마찬가지로 복부성형수술 또한 결코 비만을 근본적으로 해결하는 수술이 아니므로 수술 전에 식이요법과 운동 등으로 미리 정상체중에 가깝게 체중을 조절해 좋은 결과를 얻을 수 있습니다.

즉, 지방흡입술이나 복부성형술 등은 미용적인 부분에 주안점을 둔 특정부위의 몸매관리 방법이라는 것을 알 수 있습니다.

또한 지방흡입술을 해서 제거되는 지방은 피하지방일 뿐이며, 건강상의 위해가 더 심각한 것으로 알려진 내장형 지방은 지방흡입술로도 결코 제거되지 않습니다. 따라서 수술의 위험성과 막대한 비용 등을 고려하여 지극히 제한적으로, 그것도 식이·운동 요법과 반드시 병행해야 합니다.

06

배 운동한다고 배 들어갈까?
AB슬라이드, 비만한 사람은 하기 어려워

한때 인기 있던 AB슬라이드의 효과에 대해 필자에게 문의하는 환자들이 많았습니다. 값싸고 편리할 뿐 아니라, 광고 모델이 실시하는 것을 보면 복부에 운동부하가 많을 것 같아 보이기 때문에 특히 복부비만이 있는 사람들이 많이 사고 싶어했습니다. 필자도 어느 날 집에 가보니, AB슬라이드가 거실 한구석에 놓여 있었습니다. 그러나 안내책자에 적힌 대로 AB슬라이드 운동법을 따라 하다보니, 10회도 못해서 복부가 당기고 어깨에 힘이 빠져서 더 운동하는 것은 무리라는 생각이 들었으며, 다음 날까지도 복부가 당기는 증상이 계속되었습니다. 복부비만인 사람들은 아마도 이렇게 복근이 당기는 현상을 뱃살이 빠지는 징조로 여길지도 모릅니다.

휴대용 복근운동기구, 몸에 무리 줄 수 있어

헬스, 조깅, 수영 등 여러 가지 운동을 하면서 건강관리에 힘쓰는 사람이 많아지고 있으나 시간이나 장소, 비용 등의 제약으로 막상 운동을 시작하지 못하는 경우도 많습니다. 이러한 문제점을 해소하기 위해 개발된 것이 간단한 실내 운동기구들입니다.

그러나 이런 기구들은 살을 빼고 몸매를 가꾸는 데 도움이 된다고 알려진 것과 달리 허리나 무릎에 부담을 줄 수 있으니 주의해야 합니다.

AB슬라이드는 무릎을 구부린 상태에서 두 손잡이를 잡고 상체를 서서히 펴면서 앞으로 움직였다가 되돌아오는 동작을 반복하는 운동기구입니다.

직선과 곡선운동을 병행함으로써 복근을 강화해 배나 옆구리 군살 제거에 탁월한 효과를 볼 수 있다는 것이 업계의 주장입니다.

그러나 AB슬라이드를 한두 번쯤 사용해본 사람이라면, 웬만해선 이 기구를 이용하여 10회 이상 수십 회씩 제대로 동작을 시행하기 어렵다는 사실을 알게 될 것입니다.

특히 막 운동을 시작한 사람이거나 복근이 약한 사람, 비만인 사람 등은 처음 한두 번만 해도 나가떨어질 지경인데다, 무리해서 10회 이상 시행하고 나면 며칠간은 복근이 당기고 아파서 그 기구운동을 지속할 수 없게 됩니다.

물론 운동으로 웬만큼 단련된 사람도 특수하게 단련된 경우를 제외하면 AB슬라이드 운동을 수십 분간 지속하기 어려울 것입니다.

또 AB슬라이드를 잘못된 자세에서 무리하게 시도하면 척추근육의 부조화로 근육과 인대가 늘어나거나 파열되는 요추염좌 등을 일으킬 수 있습니다. 그래서 오히려 상당기간 다른 운동도 못하게 되는 불상사가 일어날 수도 있습니다.

운동을 시작할 때는 각자에게 맞는 운동의 종류, 강도, 지속시간, 빈도 등을 파악하는 것도 중요합니다. 하지만 그보다 앞서 가장 기본적으로 중요한 것은 운동의 안전성, 즉 부상이나 과로를 유발하지 않는 안전한 운동이어야 한다는 것입니다.

특히 비만한 사람이나 근력이 약한 사람, 운동을 처음 시작한 사람, 한동안 운동을 하지 않다가 다시 시작하는 사람의 경우, 처음부터 너무 무리하거나 욕심을 부리다가는 부상이나 과로로 오히려 쉽게 운동을 포기해버리는 일이 종종 있습니다.

AB슬라이드의 문제는 이를 사용하는 사람의 허리에 부하되는 하중이 대체로 너무 크다는 데 있습니다.

예를 들어 70kg인 성인이 허리에 받는 하중은, 반듯이 누웠을 때 25kg, 똑바로 서 있을 때 100kg, 바르게 앉아 있을 때 140kg, 구부려 물건을 들 때 275kg입니다.

AB슬라이드를 이용한 운동자세는 구부려 물건을 들 때와 비슷한 하중이 허리에 실린다고 보면 됩니다. 따라서 평소에 각종 운동 등으로 허리를 튼튼하게 단련한 사람이 복부나 허리의 근육을 더욱 강화하기 위해 이런 기구를 사용한다면 비교적 효율적입니다.

하지만 평소 운동 부족으로 허리나 복근이 약한 사람들이 무리하게 이런 기구를 사용했다가는 허리나 복근이 결리는 염좌나 근피로 등을 유발하게 됩니다. 특히 디스크 환자들이 사용할 경우 증상이 악화될 수 있으므로 주의해야 합니다.

비록 AB슬라이드보다는 안전하지만, 윗몸일으키기나 윗몸들어올리기 등의 운동도 전신비만이거나 복부비만인 사람이 뱃살을 빼기 위해서 시도하는 것은 별로 효과적이지 않습니다. 무엇보다도 복근은 팔다리의 근육보다 운동의 유효성이 낮으며, 그것만으로는 장시간 지속할 수 있는 유산소운동이 되지 못하기 때문입니다.

스테퍼도 안전성에 문제 있어

걷기와 같은 운동효과를 얻을 수 있다는 스테퍼 역시 뚱뚱하거나 평소 무릎이 약한 사람에게는 좋지 않습니다.

예컨대 평지를 걸을 때 무릎에 가해지는 압력은 자기 체중의 절반가량에 해당합니다. 층계를 오를 때는 체중의 3배, 쪼그리고 앉았다가 일어날 때는 8배의 힘이 가해집니다.

스테퍼의 경우는 계단을 오를 때와 비슷한 하중이 무릎에 가해집니다. 즉, 68kg인 사람이 스테퍼를 사용할 경우 204kg의 하중이 무릎에 실린다는 이야기입니다.

하지만 실제로 이런 기구들을 사용하는 사람들 중 대다수는 뚱뚱하여 살을 빼고자 하는 경우이거나, 그중 대다수는 비만으로 이미 무릎관절에 무리한 하중이 부하되어 있는 상태입니다.

따라서 살을 뺄 수 있는 운동효과가 있다는 말만 듣고 장시간 이 기구를 사용하여 운동을 하다 보면 관절에 장애 등이 일어나거나 관절이 악화될 수 있습니다.

특히 운동을 처음 시작하는 경우, 비만이 심한 경우, 평소에 무릎관절에 이상이 있는 경우 등에는 스테퍼뿐 아니라 이와 유사한 계단 오르내리기 같은 운동은 증상을 악화시킬 수 있으므로 피하는 것이 좋습니다.

비만으로 걷기만 해도 무릎이나 발목관절에 무리가 느껴지거나, 이미 무릎에 관절염 등의 이상이 시작된 경우에는 무릎에 하중을 적게 주는 자전거타기나 물속에서 걷기, 간단한 스트레칭 체조를 하면서, 식이요법이나 약물요법 등으로 체중을 우선 3~4kg 감량한 다음 걷기부터 천천히 시도하는 것이 바람직합니다.

3~4kg은 겉보기에는 별다른 변화를 느낄 수 없는 정도인 것 같지만, 무릎에 부하되는 하중으로 볼 때에는 상당한 정도의 감량을 의미하기 때

문입니다.

　또 운동은 대부분 다소 차이는 있으나 특히 무릎이나 허리 등과 같이 체중을 지지하거나 부하받는 관절에 무리를 줄 수 있기 때문에 처음부터 무리한 자세나 동작을 삼가며, 운동 전후에는 반드시 충분한 스트레칭으로 근육과 관절을 풀어주는 것이 필요합니다.

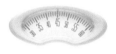

3부

비만관리는 어려서부터

살찌기 쉬운 체질은 따로 있다
부모 비만, 어릴 때 비만이면 성인비만 확률 높아

옆집에 사는 P씨 부부는 아홉 살짜리 아들 때문에 필자를 찾아왔습니다. 50kg이 넘는 아들이 친구들에게서 뚱뚱하다는 놀림을 받고 있어 고민이라고 했습니다. 그러면서 P씨는 "우리 아이는 많이 먹는 편이 아닌데 왜 살이 찌는지 모르겠다"라고 했습니다. 태어날 때는 조기 분만으로 2.7kg밖에 되지 않았다는 것입니다.

필자는 P씨 부부의 몸을 보고 일단 자녀의 비만 원인이 유전성이라고 판단했습니다. P씨는 키 172cm, 몸무게 85kg의 거구였고, 아내도 키 158cm, 몸무게 65kg으로 비만했습니다.

최근 연구에 따르면 양친이 모두 과체중이 아닐 때 자녀가 과체중일 확률은 10% 미만이라고 합니다. 양친이 모두 비만이면 자녀의 70~80%가 비만하게 된다고 합니다. 이 같은 가족성 비만은 생후 2~3세부터 나타나 6세에 성인에서의 비만도를 80% 이상 반영하는 것으로 되어 있습니다.

P씨 아들도 2~3세 때부터 통통하더니 6세 때에는 확연히 비만 아동이 되었다고 합니다. 아직까지 비만 유전자가 명확히 발견되지는 않았으나 비만이 유전되는 것은 주로 기초대사량이 낮기 때문인 것으로 지적됩니다. 기초대사량은 생명 유지에 필요한 최소한의 에너지 소모량을 뜻하는데, 통상 남자는 체중 1kg당 한 시간에 1.0kcal, 여자는 체중 1kg당 한 시간에 0.9kcal를 소비하는 것으로 되어 있습니다.

따라서 체중 70kg 남자의 경우 1일 약 1,500kcal(기초대사량)를 소비하여 하루 에너지 소비량의 60~75%를 차지합니다. 이 기초대사량은 유전적으로도 정해지지만 평소 운동량에 따라서도 많이 변화합니다.

조금만 먹어도 살이 찌는 사람들

이들은 기초대사량이 낮은 경우가 많다고 할 수 있습니다. 그 외에 유전적으로 관여하는 것이 뇌의 포만중추인데 포만감을 느끼는 정도가 높게 세팅되어 있어 유전적으로 많이 먹는 경우를 생각할 수 있습니다.

살이 찌는 경우는 간단히 말해서 먹는 양이 소비하는 양보다 많을 때 그 차이가 지방으로 축적되면서 생기는 것입니다. 따라서 유전적으로 비만이 생기기 쉬운 체질이라도 적게 먹고 많이 활동하면 비만이 안 될 수 있으니 너무 낙담할 필요가 없습니다.

최근에는 우리가 유전적이라고 생각했던 것이 태아기나 영유아기의 영양상태와 관련이 있다는 주장이 제기되고 있어 관심을 끕니다.

1992년 헤일즈와 바커라는 영국 의사가 출생 시 체중과 성인병, 비만의 관계를 조사하여 발표했습니다. 출생 시 저체중아에게 추후 성인병과 비만이 발생할 확률이 높다는 게 이 조사의 결론입니다.

제2차 세계대전 당시 나치는 1944년 9월부터 다음 해 5월까지 서부 네덜란드를 봉쇄하였습니다. 이 기간의 일부 또는 전부 동안 태아였던 남성들은 뚜렷한 패턴을 나타냈습니다. 그들의 어머니가 임신 첫 3개월(1945년 3~5월) 동안 굶주렸다가 그 뒤 음식을 충분히 섭취한 경우 태어난 남자아이들은 정상적인 상황에서 태어난 아기보다 체중이 더 나가고 키가 더 크며 머리가 더 컸습니다.

그들은 성인이 됐을 때 비만이 될 확률이 높았습니다. 산모가 임신 마지막 석 달 동안만 굶주렸다면(1944년 11월 태어난 경우) 대개 그들은 청소년기에는 날씬한 상태를 유지했으나 성인이 돼서 복부비만이 많이 나타났다고 합니다.

그 과정을 추정해보면, 음식물을 적게 섭취했을 경우 태아는 신진대사율을 낮추어 가능한 한 칼로리를 비축하도록 설정한다고 합니다. 이는 영양 부족으로 식욕 조절장치가 '언제 기아가 닥칠지 모르니 무엇이든 섭취하고 비축하라'는 세팅으로 맞춰졌기 때문입니다.

태아 초기의 영양 과다는 '지나치게 비축할 필요가 없다'는 쪽으로 세팅을 하게 됩니다. 임신 후반 영양 부족을 겪은 태아는 지방세포 수가 적을 수 있고 그에 따라 출생 후 비만이 될 확률이 적습니다. 하지만 성인이 되어서 영양분을 과잉 섭취할 경우 더 쉽게 복부비만이 되는 것입니다.

따라서 임신부가 임신 전 과정에서 영양을 충분히 섭취하는 것이 자녀의 비만을 예방하는 데도 중요하다고 할 수 있습니다.

태아는 자신에게 필요한 영양분만 가져가기 때문에 임신부의 영양 과다 섭취에 따른 태아의 비만 위험성은 걱정할 필요가 없습니다. 결론적으로 양친이 비만이거나, 자신이 저체중으로 태어났거나, 어릴 때 약골이었다가 성인이 되어 살이 찐 사람은 비만, 특히 복부비만을 조심해야 합니다.

소아비만은 가족의 이해와 협력이 필수
놀림받으면 정서적 문제 생길 수도

우리나라에서도 비만 어린이들이 현저히 증가하고 있습니다. 필자가 어린 시절을 보낸 1960~1970년대에는 뚱뚱하다고 놀림받는 친구가 한 반에 1~2명 정도로 기억됩니다.

그런데 1984년 조사기록에 따르면 초·중·고교에서 9% 정도가 비만 증이었고, 1990년 초에는 17%, 최근에는 20%를 훨씬 넘는 것으로 보고 되고 있습니다.

이런 비만 아동은 보통사람들보다 이른 시기에 당뇨병, 고혈압, 고지혈증이 발병하는 것으로 보고되고 있습니다. 그렇다 보니 많은 부모가 필자에게 소아비만에 대해 문의합니다.

———

한번은 생후 5개월 된 남자아기인데 체중이 벌써 8kg이나 나간다며 비만이 아니냐고 걱정하는 엄마가 있었습니다. 그 엄마는 "출생 시 체중이 4kg 정도였습니다. 먹성이 좋아 많이 먹였는데 우유나 이유식을 달라는 대로 주어도 됩니까"라고 물어왔습니다. 필자는 "일단 돌이 될 때까지는 지켜보자"라고 대답하였습니다.

————

사실 영아의 비만은 크게 걱정할 필요가 없습니다. 물론 누가 보더라도 이상하다 할 정도의 비만이거나, 신장발육이 부진함에도 살이 쪄 있으면 의학적인 검사를 받아보아야 하지만 식사 제한 등을 하지 말고 그대로 두고 보는 것이 좋습니다.

실제로 6개월까지는 살이 많이 쪄도 8~9개월 이후에는 체중이 현저히 늘지 않는 경우가 많으며, 돌이 되면 표준 체형이 되는 경우가 많습니다.

발표된 연구 논문에서도 출생 시 체중이나 1세 이하 때의 비만도가 성인비만으로 이어질 연관성은 높지 않은 것으로 보고되고 있습니다.

하지만 살이 너무 찌면 비만세포의 수가 늘어나고 그 크기도 커져 소아비만으로 진행될 우려가 있기 때문에 우유나 이유식을 표준량 정도로만 주려고 노력하는 것은 필요합니다. 물론 이후 지속적으로 관심을 가져야 합니다.

————

유치원에서 친구들로부터 '뚱뚱이'라고 놀림받는 만 5세 남아가 있었습니다. 키 113cm에 몸무게가 27kg이었습니다.

부모가 자신들이 보기에도 비만인 것 같다며 필자에게 치료를 의뢰하였습니다. 실제로 키와 몸무게를 곱한 체질량지수를 구해봐도 95 백분위 이상에 해당돼 비만으로 진단되었습니다.

───────

3세부터는 주의, 5세부터는 감량 프로그램 시작

영아 시기와 달리 3세 이상에서는 비만을 주의해야 합니다. 실제로 3~7세의 비만도는 성인에서의 비만과 60% 이상 일치율을 보이는 것으로 보고되고 있습니다.

이런 어린이는 비만과 관련된 합병증 검사를 받아야 합니다. 위에서 예를 든 5세 남아는 다행히 합병증이 발견되지 않아 현재 체중을 유지하면서 식생활 습관 개선과 운동요법을 실시하기로 하였습니다.

7세 미만의 아동은 비만 합병증이 없다면 체중 감량 요법을 실시할 필요는 없습니다. 하지만 2~3개월에 1회 정기검진을 하는 것이 원칙입니다. 키가 크면서 날씬해지는 경우도 많지만 비만이 더욱 심해지는 경우도 많기 때문에 체중과 신장을 정확히 측정하여 조기 진단을 하기 위해서입니다.

만약 합병증이 있거나 특히 최근 2년간 비만도의 증가가 10% 이상인 경우는 매월 1~2kg의 체중 감량을 실시하여 체질량지수를 85 백분위 이하로 유지하는 적극적인 치료가 필요합니다.

이때 5세 정도가 되면 자발적으로 체중 감량 프로그램에 참여할 수 있으며 지속적으로 체중이 감량되도록 해야 합니다.

유아의 비만치료도 성인의 비만치료와 마찬가지로 치료 후 재발하는 경우가 많고, 특히 급격히 감량한 경우 더욱 비만해지는 요요현상이 생길 수 있기 때문에 체중 감량을 서서히 그리고 장기간에 걸쳐서 해야 합니다.

물론 연령이 낮은 소아는 당연히 의지도 약하고 인내심도 적어 무엇보다도 부모와 가족 전원의 이해와 협력이 필요합니다.

최근 비만에 대해 병적으로 예민해지는 사회 추세로 볼 때 친구나 주위 사람으로부터 놀림을 받는 경우 정서적으로 문제가 생길 수 있으므로 정서적으로도 안정되도록 주의깊은 관심이 필요합니다.

발육이 빨리 진행되는 시기인 만큼 무조건적인 초저열량 식사는 금물이며, 균형 있고 건강한 식사를 하면서 살을 뺄 수 있도록 하여야 합니다.

소아비만, 잘못된 식습관부터 고쳐라
단식이나 무리한 감량식은 곤란

중 3인 K양은 키 156cm, 몸무게 64kg입니다. K양은 초등학교 때까지만 해도 조숙하다는 말을 많이 들었으며, 키도 커서 맨 뒷자리에 앉곤 했습니다. 그런데 초등학교 5학년 말쯤 초경(初經)을 시작한 뒤로는 키가 크지 않고 살만 쪘다는 것입니다.

이로써 K양은 몸매와 운동능력에 열등감을 가지게 됐고 친구들과 어울리지 못하고 있다는 것입니다. K양의 부모는 "딸이 인터넷과 텔레비전에만 매달려 있다"라며 필자에게 문의해왔습니다.

소아비만에서도 성인비만에서 나타나는 고지혈증, 제2형 당뇨병, 고혈압, 지방간 등의 합병증이 똑같이 나타나며 나이와 관계없이 동맥경화증이 진행됩니다.

하지만 어릴 때 이러한 위험요인을 발견하여 잘 치료하면 혈관 내부에 기름이 낀 동맥경화증이 정상으로 회복될 수 있습니다. 그러나 이런 상태가 20~30년간 지속되면 일단 굳어진 동맥경화증은 여간해서 정상으로 되돌리지 못합니다.

이런 육체적인 비만 합병증 이외에도 소아비만은 K양의 예에서 보듯이 상당한 정신적 스트레스를 야기합니다. 특히 우리나라 사람은 비만을 미용적 관점에서 심각하게 생각할 뿐 아니라 방종과 게으름의 증거로 보기 때문에 정서적으로 예민한 사춘기에 심각한 정신적 장애가 나타날 수 있습니다.

그래서 친구들과 어울리지 못한 채 혼자 노는 데 익숙해지고 텔레비전이나 만화, 인터넷에 빠지기도 합니다. 따라서 더욱 운동량이 부족해집니다.

소아비만 환자는 대부분 신장은 표준 이상입니다. 골(骨) 연령은 신장에 비하여 약간 촉진되어 있으며 여아에서는 사춘기가 빨리 나타납니다. 남아에서는 복부의 과다한 지방조직에 음경(陰莖)이 묻혀 작아 보이기 때문에 사춘기 발육이 늦다고 오해하기 쉬우나 실제로는 정상 이상입니다.

피하지방은 유아기에는 전신에 축적되나 연령이 증가하면서 하반신에 현저하게 축적됩니다. 사춘기에는 여아는 둔부에, 남아는 배와 허리

부위에 많이 축적되어 몸매가 엉망이 됩니다.

아동 비만관리의 유의사항

6~7세 이상에서의 비만은 성인이 되어서도 비만할 확률이 60~70% 이상이므로 적극적인 치료 대상이 됩니다.

따라서 체질량지수가 95 백분위 이상 되면 체중을 감량하여야 하며, 체질량지수가 85~94 백분위이더라도 합병증이 있으면 체중을 감량해야 정상적인 성장과 정서적인 안정을 이룰 수 있습니다. 따라서 비만치료를 시작하기 전에 합병증이 왔는지 검사하여야 합니다.

체중을 감량할 때 가장 조심해야 할 것은 요요현상입니다. 아이들에게는 요요현상이 쉽게 오기 때문에 장기간에 걸친 체중 감량요법을 시행해야 합니다. 물론 가장 기본이 식사요법입니다.

하지만 소아는 성장비율에 따라 열량과 영양소 필요량이 달라지므로 성인에 비해 식사요법을 하기가 훨씬 어렵습니다. 단식이나 무리한 감량식보다는 잘못된 식사량을 조절하고 잘못된 식사습관을 교정하는 것이 중요합니다.

특히 3대 영양소를 골고루 섭취해야 하며, 비타민 D를 비롯하여 여러 미네랄과 필수영양소가 결핍되지 않도록 해야 합니다.

아이들에게는 운동요법도 매우 중요합니다. 운동은 성인에서와 마찬가지로 최대 활동량의 50~60%를 사용하는 저강도 운동을 하여 운동 시 주로 체지방이 소모되도록 해야 합니다.

아이들은 관절질환이나 만성 퇴행성질환이 적기 때문에 큰 근육을 사용하는 걷기, 조깅, 수영, 사이클, 줄넘기, 등산 등이 권장되며 아이들이 좋아하는 어린이 에어로빅 등도 좋은 운동입니다. 또 활동량을 자꾸 늘리도록 합니다. 이때 운동 전후에 음료수와 음식 섭취를 제한해야 합니다.

소아비만증에 대해 약물요법이나 지방흡입술을 비롯한 수술적 요법은 원칙적으로 권고되지 않습니다. 그러나 성장이 어느 정도 마무리된 청소년이나 고도비만 아동에게는 제한적이나마 사용이 고려되고 있습니다.

특히 과도한 비만세포가 성장호르몬 분비를 억제하는 소아의 경우, 지방 분해를 촉진하고 근육량을 키우면서 성장을 도와주는 성장호르몬 보충요법을 제한적으로 사용해볼 수 있습니다.

비만 자녀 둔 부모, 아동 처지에서 이해
정신사회적 요인 크게 작용

―――――――

"우리 집안에는 아무도 비만이 없는데, 첫째아이만 태어나면서부터 비만하더니, 지금 초등학교 3학년인데 키 140cm에 몸무게 50kg이 넘어가니 이를 어쩌면 좋아요."

이렇게 방학 중에 살을 빼주어야겠다며 필자를 찾아온 한 초등학생의 어머니는 남매 가운데 동생인 남자아이는 잘 먹지 않고 말라서 걱정인데, 딸아이는 그와 정반대로 너무 먹어대는 바람에 아이들 밥상머리 교육이 너무 혼란스럽고 힘들다고 호소했습니다.

한자리에 앉혀놓고 한 아이에겐 매번 "먹어라, 먹어라" 하고 또 한 아이에겐 그때마다 "먹지 마라, 먹지 마라" 한다는 것이 말처럼 쉬운 일이 아니라고 하소연했습니다.

면담 결과 비만 아동은 상당한 정도의 우울성향을 보였습니다. 살을 빼야겠다는 생각은 스스로의 의지라기보다는 다이어트와 관련하여 어머니에게서 받는 스트레스를 피해야겠다는 생각에서 비롯되었습니다.

병원을 찾아온 것도 본인의 의지와는 무관하게 어머니의 일방적인 결정에 따른 것이었다고 하였습니다.

———

비만아들에게는 고혈압, 고지혈증, 당뇨병 등과 같은 심혈관계 위험요인들이 조기에 발현될 수 있고, 호흡기, 피부, 관절 등에도 비만과 관련된 문제들이 유발될 수 있습니다. 이러한 생리적 문제들보다 더 심각한 형태인 자존감 상실, 우울, 부정적 자기신체상 등과 같은 정신사회적 문제들이 나타날 수 있습니다.

현재 학동기 연령층의 10% 이상에서 발견되는 비만의 원인은 대체로 다음과 같습니다.

즉, ① 유전적 요인, ② 생물학적 요인, ③ 행동적 요인, ④ 가족적 요인, ⑤ 문화적 요인, ⑥ 경제적 요인 등으로 결정됩니다.

이들 가운데 행동적 · 가족적 · 문화적 · 경제적 요인 등이 비만의 정신사회적 요인들에 해당되며, 이것이 유전적 · 생물학적 요인들과 상호작용하면서 비만을 유발, 유지하는 데 중요한 역할을 합니다.

정신사회적 요인의 역할

비만의 병태생리에서 섭식행동상 문제가 정신사회적 요인이 작용하는 주요 기전으로 알려져 있습니다.

소아에서 허기를 느낀다는 것은 본래 대사성 · 신경내분비적 자극에 따른 조건화되지 않은 본능적 행위였으나 점차 성장해나가면서 사회문화 요소들이 가미되어 조건화가 형성된다는 것입니다.

즉, 소아에서 음식은 단순히 허기를 채우는 역할에서 그치지 않고 정서적 안정감, 만족감, 어머니와의 교감 등과 같은 원초적 욕구들과 결부되어 제공됩니다.

따라서 음식은 사랑, 공격 등과 같은 의미를 전달하는 매개체적 기능을 하게 됩니다. 오늘날 음식이 복잡한 사회적 · 윤리적 · 인종적 · 종교적 상징으로서 가치를 갖게 된 이유도 바로 여기에 있습니다.

특히 가정은 섭식 행위의 문화적 · 정서적 태도들이 전수되는 중요한 현장으로서 주된 역할을 합니다.

예를 들어 나 홀로 집에 있게 되는 핵가족 아동들이 오후나 저녁시간에 텔레비전을 보면서 고탄수화물 스낵을 먹는 것은 생리적 허기현상으로 설명할 수 없으며 보상심리에 따른 섭식, 즉 정신사회적 모델로 설명할 수밖에 없습니다.

소아비만의 정신사회적 분류

첫 번째로 겉보기에는 전혀 정신사회적 문제가 없어 보이며 행복하게 정상적으로 활동하는 비만아 유형이 있습니다.

비만 아동이 대부분 이에 속하는 것으로 추정되며, 겉으로는 행복해 보이지만 이면에는 감춰진 정서적 문제점들이 있는 경우도 있습니다. 그런데 이는 그들이 불안해하거나 우울한 감정에 잘 빠져들지 않을 뿐 아니라 다른 사람들에게도 이러한 측면을 적게 노출시키는 경향이 있기 때문으로 여겨집니다.

두 번째로 민감하고 신경증적인 비만아 유형이 있습니다. 이 경우 가정적으로 어려움이나 상처, 위기 등을 경험한 결과일 가능성이 높으며, 주로 6~7세나 사춘기 때 많이 발견됩니다.

이때 과식은 공포에 대한 반응이거나 분노에 대한 퇴행적 방어기전의 일부로 나타나게 됩니다.

세 번째로 성격적인 비만아 유형을 들 수 있는데, 좌절에 대한 극도의 민감성과 관련된 것으로 알려져 있습니다. 평소 행동이나 대인관계에서는 소극적이지만 항상 공격적인 섭식 행위로 욕구불만을 충족하려는 경향이 있습니다.

비만아의 성격

비만아의 경우 대체로 난관에 부딪치거나 욕구가 발생했을 때 추상적 사고나 상상력 등을 동원하여 문제를 해결해나가기보다는 즉각적인 섭식행위로 갈등을 해소해나가는 성향을 갖는 경우가 있습니다.

신체에 대한 인지에서도 자신과는 극단적으로 다른 깡마른 몸매를 가장 이상적인 신체상으로 여기는 경우가 많으며, 성 주체성에서도 은폐나 중성화 등과 같은 왜곡이 발생하는 경우가 있습니다.

또 비만아의 경우 우울, 특히 가면(masked) 우울이 특징적으로 나타납니다. 이는 주로 구강충동을 조절하지 못하는 데 대한 죄책감이거나 섭식으로 충족되어야만 하는 고독과 불안감 등과 관련된 것으로 해석됩니다.

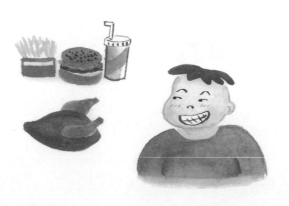

비만아는 심리적 활동이 미약하여 군것질 등으로 소일거리를 삼는 것 외에는 다른 활동을 상상하거나 계획하지 못하는 경향이 있을 수 있으며, 실패나 거절 등과 같은 스트레스에 강하지 못한 경향도 보입니다.

그러나 일부 비만아의 경우 육중한 체격이 외부로부터 자신을 보호할 수 있다는 점으로 일종의 자신감이 강화되는 경향을 보이기도 합니다.

특히 사춘기 이전 남자 아동의 경우, 크고 비대한 체격보다는 작고 왜소한 체격이 또래집단에서 놀림이나 소외의 대상이 되기 쉽기 때문에 교우관계나 사회생활에서 비만 아동 스스로 느끼는 애로사항은 어른들 생각만큼 심각한 수준이 아닐 수 있습니다.

따라서 체중조절의 동기수준 또한 매우 낮을 수 있다는 점을 고려해야 합니다.

비만아의 가정환경

비만아의 어머니는 자녀와의 갈등이나 죄책감 등을 해소하는 방편을 먹는 데서 찾는 경향이 있을 수 있습니다.

이러한 경우 어머니는 가정 내에서 주도권을 갖고 자신의 애정과 관심을 먹는 것으로 표출하고자 하는 반면 아버지는 소극적이고 아내에게 복종적인 경향이 있다고 합니다.

어머니가 자녀의 모든 감정표현에 대해 먹는 것으로 해결해왔다면 그 자녀는 커서도 서로 다른 욕구들을 구분하지 못하고 줄곧 먹는 것에 대한 욕구로 느끼게 될 수 있습니다.

한편 또 다른 연구들에 따르면 비만아의 어머니는 자신의 무의식적 증오심이나 공격성을 자녀에게 투사하여 자녀의 사회적 · 정서적 활동을 통제하고 억제하는 경향이 있다고 합니다.

그러한 이유에서인지 비만아의 가정은 각 가족 구성원들 사이에 의사소통이 적고 사회적 활동이나 대인교제도 적은 경향을 보인다고 합니다.

비만과 정신질환, 정신지체

지금까지의 연구들에 따르면 비만의 발생과 정신질환의 관련성은 유의하지 않다는 쪽으로 결론지어지고 있지만 향정신성 약물치료나 퇴행적 거식행위 등은 이차 비만을 유발하기도 하며, 심한 비만은 그 자체로도 섭식장애 등과 같은 정신질환을 촉발할 수 있다고 합니다.

정신지체아동에서도 비만은 드물지 않게 발견되는데, 프라더윌리(Prader-Willi)증후군, 로렌스문비들(Laurence-Moon-Biedl)증후군, 다운증후군 등과 같이 2차성으로 비만을 유발하는 질병들 가운데 일부는 정신지체를 동반하게 됩니다.

또 정신지체아동의 경우 구강에 의한 만족감을 추구하는 경향이 정상 지능아동에 비해 압도적으로 높을 수 있고, 부모들도 자녀에 대해 음식을 보상적으로 제공하기 때문에 비만이 동반될 가능성이 높습니다.

비만의 정신사회적 부작용

비만의 가장 중요한 정신사회적 부작용은 동료, 부모 그리고 자기 스스로가 비만에 대해 매우 부정적인 이미지를 갖고 있다는 것입니다. 게으르고, 지저분하고, 바보스럽고 등 부정적 형용사들이 사회 전반에 걸쳐 비만과 관련된 이미지로 연상됩니다.

비만아의 부모들은 정상체중아의 부모보다 자녀가 행동에 문제가 많고 사회생활을 잘해나가지 못한다고 여기며 다른 아이들보다 많이 먹으면서 움직이지 않는다고 말합니다.

그러나 비만아들은 주눅이 들어서인지 가정에서는 적게 활동하지만 집 밖에서는 남들과 다름없이 활동적이라는 보고도 있습니다. 즉, 비만아는 동료나 부모한테서 부정적 이미지로 낙인이 찍혀 있는 것인데, 이로써 비만아들은 행동과 인격상 문제점을 유발하기도 합니다.

비만아들의 이 같은 정신사회적 상태를 좀 더 객관적으로 측정하기 위하여 자존감, 신체존중감, 성격, 우울 등의 척도를 개발하여 사전 검사도

구로 활용하기도 합니다.

비만아의 정신사회적 평가

학동기 아동을 대상으로 사회 적응, 성격, 자아개념 등의 심리검사를 실시한 바에 따르면, 비만군이 정상체중군보다 자아개념이 낮았으나 사회 적응이나 성격 평가 점수에는 유의한 차이가 없었습니다.

또 비만아 관리프로그램 실시 전후 비교에서 자아존중감과 우울척도 등에서 뚜렷한 개선효과를 보였습니다.

자녀 비만관리 위한 6가지 성공요소
단기에 해결하고자 하는 성급함은 금물

초등학교 5학년 남학생인 D는 키 150cm에 몸무게 60kg으로 학교에서 중등도 비만 판정을 받고 어머니와 함께 비만클리닉을 방문했습니다.

어머니는 아들이 지난 여름방학 동안 헬스클럽을 다니면서 러닝머신과 자전거 등을 타는 운동으로 4kg가량을 줄였으나, 겉보기에는 별다른 변화가 보이지 않았다고 합니다. 게다가 주변에서도 살이 빠졌다는 말을 듣지 못했습니다. 그 이후 운동을 중지하면서 오히려 살이 더 쪘다고 하였습니다.

집안에서는 어머니가 열심히 아들의 체중조절에 관심을 갖고 돕고 있으나, 함께 살고 있는 시어머니는 손자의 살빼기를 반대하는 실정이라 마찰이 적지 않다고 합니다.

그런데 이번에는 남편이 아들의 살빼기에 관심을 갖고 지켜보겠다고 하면서 겨울방학 동안 55kg으로 줄이면 비싼 게임기를 사주겠다고 상품까지 걸었다고 합니다.

————

아동기 비만문제를 해결하려면 식이·운동·행동 요법 등을 포괄하는 종합적이며 다각적인 비만아 관리프로그램이 필요합니다. 특히 다음 6가지 요소가 프로그램 성공 여부에 가장 중요한 관건으로 거론되고 있습니다.

가족의 적극적인 참여

섭식행위는 가정생활에서 중심 역할들 가운데 하나이며 가정적인 문제들은 종종 섭식습관의 문제들과 관련이 있는 것으로 알려져 있습니다. 또 프로그램에 참여한 부모들은 식사조절에 대한 것뿐만 아니라 전반적인 자녀 양육 기술을 습득하게 되기 때문에 자녀 관리능력이 향상됩니다.

현실적으로 부모의 참여는 프로그램의 진행상 필요에 따라 자녀와 함께 혹은 부모들만의 별도 집단으로 유연성 있게 운영하는 것이 효과적입니다.

연령이 증가함에 따라 프로그램의 주도권과 결정권이 부모에게서 자녀에게로 이동하게 되면, 아동 본인의 동기와 부모의 동기가 상호 조화되기 위해 상담자가 이를 조정하는 역할을 해야 하기 때문입니다. 갈등이 더 심화된 가정의 경우에는 비만아 관리프로그램 이전에 전문적인 가족 치료가 권고되기도 합니다.

특히 우리나라의 경우, 육아와 가사를 전적으로 담당하는 어머니만 아등바등하는 경우가 많은데, 아버지를 비롯해 함께 사는 모든 가족 구성원이 일관성을 갖고 동참하거나 역할을 분담해야만 더 근본적으로 효과를 볼 수 있습니다.

운동량의 증가

운동을 하면 식사 조절에 따른 대사 적응(기초대사량의 감소)을 방지할 수 있으며, 적당한 운동(1시간 이내)은 식욕을 감소시키는 효과도 있습니다.

비만아가 지속성을 유지하며 운동하게 하려면 재미있고, 간편하고, 여러 명이 함께할 수 있는 공동놀이 비슷한 것을 권고해야 합니다.

일정하게 짠 규격화된 운동 프로그램보다는 일상생활에 손쉽게 적용할 수 있는 생활운동이 더 효과적이라는 보고가 있습니다. 아무리 체중감량에 효과가 좋은 운동이라도 아동이 재미없어 하고 지루해하여 마지 못해 실행한다면 얼마 지나지 않아 그만두게 될 것입니다.

비록 유효성이 떨어지는 운동(홀라후프, 퀵보드 등)이라 하더라도 아동이 재미있어 하거나 잘하는 운동부터 시작하도록 하여 전반적으로 운동에 대한 흥미도와 접근도를 높일 수 있다면 장기적으로 좀 더 효과적인 방안이 될 수 있습니다.

또 근력과 근지구력, 유연성, 심폐지구력 등을 평가하여 부족한 항목이 무엇인지 파악하고 그 부분을 보강하는 운동을 처방받게 되면, 아동의 성취동기에 더 긍정적인 자극을 줄 수 있습니다.

장기간 집중적 치료

아동이 성인에 비해 교육을 통한 행동 변화 가능성이나 잠재성이 높다고는 하지만 10년 가까이 유지된 습관을 바꾸려면 적어도 1주에 1회씩 8~12개월 동안 꾸준히 프로그램을 진행해야 하며 목표체중이 달성된 이후에도 수개월 간은 지속적으로 추후 관리를 해야 합니다.

물론 오래 지속된 비만일수록, 비만도가 심할수록 치료 기간이 길어지며 고도비만인 경우에는 2~3년이 걸리기도 합니다.

따라서 한두 달 사이에 괄목할 만한 성과를 기대하는 성급함은 성인에서도 마찬가지이지만 소아의 경우에는 더욱더 금물입니다. 아무리 용하다는 방법을 동원한다 하더라도 한두 달 만에 단박 우등생이 될 수 없음과 마찬가지 원리입니다.

만약 자녀가 학교에서 경도비만 판정을 받았다면, 체중을 성급하게 감량할 필요 없이 당분간 현재 체중을 그대로 유지하기만 해도 비만도 감소에 성공할 수 있습니다. 성장기 아동은 성인과 달리 매년 5cm 정도 키가 크기 때문에 당분간 체중이 늘지 않거나 체중 느는 속도가 키 크는 속도보다 줄어들기만 해도 비만도가 떨어지게 됩니다.

만약 자녀가 학교에서 중등도 비만 판정을 받았다면 다음 해의 목표는 정상체중이 아니라 경도비만 판정을 받는 것이고, 고도비만 판정을 받았다면 다음 해까지 중등도 비만이 되는 것을 목표로 설정해야 무리가 없습니다.

섭식 유형의 수정

섭식행동 장애, 즉 빨리 먹고, 씹지 않고 삼키고, 한꺼번에 많이 먹는 등의 섭식유형을 수정할 때 식사일지 등과 같은 자가 모니터링을 통해 자기 통제에 이를 수 있도록 합니다.

물론 성인들조차 쓰기 귀찮아하는 식사일지와 어려워하는 음식 칼로리 계산을 아동에게 기대한다는 것은 결코 쉬운 일이 아닙니다.

그러나 실제로 시켜보면 초등학교 4학년 정도만 되어도 별 무리없이 식사일지를 잘 써오는 아동이 적지 않으며, 초등학교 고학년이나 중고생 쯤 되면 필기나 암기 등과 같은 학습 능력이 좋아 오히려 성인보다 더 꼼꼼히 써오는 학생들도 많습니다.

물론 초등학교 저학년의 경우에는 일지를 쓰는 과정에서 부모의 협조가 전적으로 중요하지만, 그렇다 해도 부모 단독으로 일지를 쓰는 것은 바람직하지 않습니다.

자녀와 충분히 의견을 교환하여 같이 써야 아동 스스로가 자신의 섭식 행동과 섭취량을 인지할 수 있기 때문입니다.

행동계약과 보상제도의 활용

행동계약이란 앞으로의 행동변화 계획을 구체적으로 세우고 그것을 실천하겠다고 서약하는 의식을 갖는 것입니다.

계약 내용으로는 최종결과(즉, 체중 감소)보다는 과정(process)을 더 중요시하고, 달성 가능하고 구체적인 것으로 하는 것이 적절합니다.

예를 들어 무작정 '한 달 동안 5kg을 뺀다'는 식의 결과에 대한 계획보다는 '매일매일 식사일지를 충실히 쓰고 약속한 만큼의 운동량이나 식사량을 지킨다'는 식의 과정에 대한 계획이 좀 더 효과적이라는 것입니다.

이는 학습에서도 마찬가지로 적용되는 원리입니다.

학업성취가 떨어지는 아동에게 무조건 '100점을 맞거나 1등을 한다'는 식의 황당한 계획을 세우게 하는 것보다는 '매일매일 학습지 다섯 장씩 풀고 모르는 것은 누구에게 묻는다'는 식의 계획을 세우게 하는 것이 아동의 학습태도에 더 긍정적인 영향을 미칠 것입니다.

또 매주 방문할 때마다 계약 내용을 갱신하고 이를 이행하였을 때에는 그때그때마다 적절한 보상(스티커, 동전, 특별한 권한 등)을 주는 것이 효과적입니다.

야단치거나 강제로 금지하는 등 부정적 강화(negative reinforcement)는 박탈감과 그에 따른 분노 혹은 수동적 태도를 강화할 수 있기 때문에 일반적으로 자발성을 강화하는 긍정적 보상에 비해 효과가 적을 뿐 아니라, 자칫 부모 자식 간의 관계를 악화시킬 위험성도 있습니다.

예를 들어 다들 마음껏 먹는 분위기이거나 아이가 평소에 많이 먹었던 음식이 있는데 자제하고 적게 먹어야 할 때에는 음식을 빼앗거나 먹지 말도록 야단치기보다는 음식을 참은 것에 대해 다른 형태의 권한이나 보상을 제공하는 것이 좋습니다.

'동생은 말랐으니까 피자를 한두 쪽 더 먹고 그 대신 영화는 형이 보자는 것을 보러간다'든지 '대신 피자 한두 쪽에 해당되는 보상으로 1,000원을 저금통에 넣어준다'든지 하는 방식을 생각해보아야 합니다. 칭찬이나 평가 또한 결과보다는 과정에 대해서 하는 것이 바람직합니다.

치료자의 성격

민주적이고 덜 권위적인 치료자가 치료성과가 더 높았다고 합니다. 비만아 개개인들은 충분한 배려와 주목을 받기 원하기 때문에 피상적인 설명 정도로는 근본적인 행동변화를 유도해내지 못합니다.

권위적인 치료자의 일방적인 권고 또한 동기가 약한 아동의 동의를 얻을 수 없습니다. 아동과 부모가 치료자와 다양하게 상호 의견을 교환하고 부담감 없이 자유롭게 대화할 수 있는 분위기가 형성되는 것이 효과적입니다.

특히 비슷한 상황에 처한 동료들이나 부모들과 만나 상호 활발히 교류할 수 있는 치료 집단이 형성될 수 있다면 매우 성공적입니다. 이같이 집단치료를 실시할 경우에는 한번에 5~6명 이내가 적당하며 집단 내 참여자들 상호 조화와 친화가 어느 정도 가능하도록 사전에 구성원들을 선별하는 과정이 필요합니다.

물론 서로 시간을 맞추기 어려워 어긋나게 되면 집단의 응집력을 기대할 수 없다는 한계가 있기는 합니다.

필자는 살이 쪄서 고민하는 사람들 중 많은 수가 비만치료법을 너무 많이 알고 있다는 사실에 안타까움을 느낍니다. 왜냐하면 그들이 알고 있는 많은 지식이 서구인에게 맞는 것이기 때문입니다.

실제로 서구에서는 우리나라와는 비교가 안 될 정도로 비만 연구가 많이 이루어져 있고 국민적 관심도 더 높습니다.

하지만 비만의 원인과 형태는 한국인과 크게 다르기 때문에 치료 또한 다를 수밖에 없습니다.

그런데 우리는 서구인이 만들어놓은 치료법을 그대로 받아들이고 있습니다.

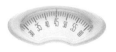

4부
한국형 비만치료법

한국형 비만, 서구형 비만
인종적 특성과 식생활 차이 고려해야

체격 차이

우선은 키와 체중에서 차이가 납니다.

체질량지수의 경우 서양인은 $30kg/m^2$ 이상이면 비만, 한국인은 $25kg/m^2$ 이상이면 비만이라고 정의합니다. 한국인은 전체적인 근골격계가 서구인에 비해 작기 때문입니다.

이는 영유아기와 청소년기의 영양 섭취와 밀접한 관계가 있습니다. 서양인은 태어날 때부터 영양을 잘 섭취하여 근골격계가 잘 발달되어 피하지방이 비만의 주된 원인이 됩니다.

비만이란 지방세포의 수가 증가하거나 크기가 커져 피하층과 체조직에 지방이 과도하게 축적되어 있는 상태를 말합니다. 어릴 때 과잉영양은 피하지방의 지방세포가 부피가 커질 뿐 아니라 수도 증가하게 만듭니다.

한데 한국인은 비만 환자의 60% 이상이 팔다리는 가늘면서 배가 불룩 나온 거미형 내지는 올챙이형 비만 체형을 갖고 있습니다. 이는 영유아 시기에 잘 먹지 못하여 근골격계가 제대로 발달되지 못한 상태에서 성인이 된 후 과잉 영양과 운동 부족으로 복강(腹腔) 내에 지방이 축적된 내장지방형 비만을 보이기 때문입니다. 성인이 된 후에는 피하지방보다는 복강 내 지방이 유효한 지방 저장수단입니다.

따라서 치료 또한 내장지방을 줄이는 데 초점을 맞추어야지 피하지방을 제거하려는 것은 잘못된 치료 방법이라고 할 수 있습니다. 예를 들면 지방흡입술이나 과도한 초저열량 식사는 이러한 거미형 비만 환자에게는 맞지 않는 방법이라고 할 수 있습니다.

서양인과 다른 식습관

서양인은 하루 열량 섭취에서 지방이 차지하는 비율이 30~40% 이상을 넘는 경우가 많습니다. 하지만 필자의 영양분석 결과와 학회의 보고를 참고하면 한국인은 25%를 넘는 사람이 많지 않습니다.

실제로 30% 이상 지방 섭취를 해보면 대부분 3~4일도 못 가서 느끼함을 느낀다고 합니다. 따라서 제니칼 등 지방흡수억제제는 한국 상황에서는 효용가치가 제한적일 수밖에 없습니다.

또 무조건 고기를 사양하는 식의 다이어트는 효과가 별로 없을 뿐 아니라 단백질 섭취 부족이라는 심각한 부작용을 낳게 됩니다.

한국인 복부비만의 세 가지 형태는 앞서 말했듯 밥배, 술배, 과일배가 주류를 이룹니다. 즉, 지방 과잉 섭취가 아니라 과도한 탄수화물 섭취가 주원인이라고 할 수 있습니다.

따라서 살을 빼고자 한다면 오히려 육류를 적당량 섭취해 근골격계를 보존하고 탄수화물의 과잉 흡수를 어느 정도 제한하는 것이 효과적인 방법입니다.

비만치료를 하기 전에 반드시 영양분석을 해서 자신의 식이습관이 어떤지를 파악하는 것이 중요합니다.

서구식 운동요법

비만을 치료하기 위해 숨이 넘어갈 듯 달리기를 하거나 역기나 슬라이딩 등의 고강도 운동을 하는 사람들이 적지 않습니다. 이는 근골격계가 잘 발달되어 있는 서구인과 달리 빈약한 한국인에게는 오히려 근육을 소비하는 나쁜 운동법입니다.

자신의 체력에 맞는 저강도의 지속적 운동이 내장지방을 감소시키는 데 더욱 유효한 방법임을 명심해야 합니다.

  역시 한국인에게는 한국인의 인종적 특성과 식생활의 차이를 고려한 비만치료법이 가장 좋은 방법입니다. 이 같은 사실을 빨리 이해해 자신의 몸에 맞는 맞춤형 치료법을 개발하여야 살빼기 작전을 성공할 수 있습니다.

좌식생활, 스트레스가 비만의 주범
직장인 하루 평균 2,000보밖에 안 걸어

컴퓨터 프로그래머 K씨(32)는 키 173cm에 몸무게 102kg입니다. 태어날 때는 3kg도 안 되는 저체중이었고 중·고교 시절에는 빼빼한 편이었으며 군대에 있을 때만 해도 적정 체중이었습니다. 그런데 프로그래머가 된 뒤부터 체중이 급격히 늘어났다고 합니다. 근래에는 숨이 차서 하루 한 갑씩 피우던 담배도 끊었다고 합니다.

K씨 이야기를 들어보니 식사를 과다하게 하는 편은 아니었습니다. 그러나 살이 찔 수밖에 없는 여러 요인을 갖고 있음을 대번에 알 수 있었습니다.

K씨는 많이 먹지는 않지만 업무에 열중하다 보면 밤을 지새울 때도 많

았습니다. 특히 식사를 불규칙적으로 할 때가 많아 하루 한 끼만 먹는 경우도 많다고 합니다. K씨는 "이렇게 일을 많이 하는데 왜 살이 쪘는지 모르겠다"라며 필자를 방문하였습니다.

영양과 체지방 분석결과, K씨는 체지방량이 무려 43%나 되었습니다. 가장 문제가 되는 것은 운동량이 거의 없다는 점입니다. 실제로 하루에 1만 보는커녕 1,000보도 걷지 않았습니다.

이는 직장인뿐 아니라 자가용과 마을버스, 대중교통 수단이 발달된 현대를 사는 사람들의 공통된 문제입니다. 필자가 과거에 조사한 자료에 따르면 직장인 상당수가 하루 2,000보도 걷지 않았습니다.

한 시간 정도(7,500보 정도) 걸어야 체중 65kg인 사람이 312kcal를 소비합니다. 그렇지 못한 사람들은 여분의 칼로리를 소비할 길이 전혀 없습니다.

과도한 스트레스, 식욕 증가시켜

두 번째로 K씨의 문제는 과도한 스트레스였습니다. 스트레스를 받으면 우리 몸에서 스트레스 호르몬이 분비되는데 대표적인 것이 코르티솔입니다.

코르티솔은 복부에서 지방 생성을 증가시켜 지방 축적을 유발합니다.

또 증가된 코르티솔은 뇌의 시상하부에서 부신피질자극호르몬유리호르몬(corticotropin releasing hormone, CRH)의 분비를 억제함으로써 결과적으로 식욕의 증가를 초래합니다.

왜냐하면 부신피질자극호르몬유리호르몬은 식욕을 억제하는 교감신경계의 활성도를 증가시키고, 식욕을 증가시키는 호르몬(neuropeptide Y)의 유리(遊離)를 억제하는 작용이 있기 때문입니다.

K씨는 또한 갑작스러운 금연으로 식욕억제 효과가 있는 니코틴 성분이 없어져 더욱 식욕이 증가되었을 것으로 생각합니다.

세 번째로 불규칙한 식사와 폭식이 비만의 주요한 원인으로 파악됐습니다. 배가 고팠다가 갑자기 많은 음식이 들어오면 인슐린이 과도하게 분비되는데, 이러한 고(高)인슐린혈증은 지방을 축적시키는 작용을 합니다.

또 밤을 지새우게 되면 몸의 리듬이 깨져 새벽과 오후에 많이 분비되는 성장호르몬이 제대로 나오지 못해 더욱 비만을 조장합니다. 성장호르몬은 지방 분해를 촉진하며 근육량을 증가시키는 작용을 하기 때문입니다.

네 번째로 K씨의 어릴 때 저체중도 비만의 한 원인이었을 것으로 보입니다. 이는 중년 이상의 많은 한국인에게 적용될 수 있습니다. 즉, 저체중의 과거력은 몸이 영양분을 계속 지방으로 축적해 기아에 대비하려는 절약 체질을 갖게 하기 때문입니다.

실제로 필자가 자랄 때만 해도 뚱뚱한 친구는 한 반에 한두 명이고 대부분은 빼빼했습니다. 이런 영양 결핍 시기를 겪은 사람이 성인이 되어서는 쉽게 복부비만이 됩니다.

최근 폭발적으로 증가하는 비만과 성인병은 못살던 1950~1960년대에 아동 시절을 보낸 것과 무관치 않을 것입니다. 그래서 필자는 상당히 적극적으로 K씨의 비만치료를 시행했습니다.

왜냐하면 가벼운 고혈압과 내당능(耐糖能) 장애 및 고지혈증을 동반했기 때문입니다. 이러한 비만을 1~2년 방치하면 동맥경화증으로 발전해 심근경색 등에 따른 과로사 내지는 돌연사가 생길 수 있기 때문입니다.

그래서 일단은 생활리듬을 규칙적으로 유지하도록 요구하였으며, 최소한 하루 1만 보 이상 걷도록 하였습니다. 그리고 적극적인 약물요법을 시행하였습니다.

합병증을 동반한 비만은 약물요법의 적응증이 되기도 하지만 K씨는 동맥경화증 위험요소를 네 가지나 가지고 있었기 때문입니다. 한 가지 다행스러운 점은 금연했다는 것입니다. 만약 담배까지 피웠다면 거의 100% 불행한 일이 생겼을 것입니다.

다이어트 때도 한 끼는 단백질 섭취
부족하면 뼈마디 아프고 속 쓰리며 피로감

기업체 부장인 최모(42) 씨는 키 172cm에 몸무게 78kg으로 약간 뚱뚱한 편입니다. 그는 얼마 전 "다이어트를 하면서 식사량을 줄였더니 뼈마디가 아프고 속이 쓰리며 힘이 없다"면서 필자를 찾아왔습니다. 진단 결과 단백질 섭취 부족이 원인으로 나타났습니다.

최씨는 대개 아침에는 밥 한 공기에 국과 김치로 식사하고 점심에는 회사 근처 식당에서 국수 또는 냉면을 먹습니다. 저녁은 집에 와서 역시 밥 한 공기와 김치와 몇 가지 밑반찬으로 식사한다고 했습니다. 이 같은 탄수화물 위주의 식사 외에 고기를 좋아해 1주일에 한두 번은 저녁에 직장동료나 친구들과 불고기나 삼겹살 2인분 이상 그리고 소주 한두 병을 마셨습니다.

하지만 회사일로 바빠서 운동은 별로 하지 않아 최근 1년간 배가 나오고 체중이 5kg이나 늘었습니다. 이에 따라 심한 피로감이 나타나고 일에 대한 의욕이 떨어졌습니다.

또 직장 신체검사에서도 '혈압이 높으니 살을 빼라'는 이야기를 들었다고 했습니다. 이후 최씨는 기름진 음식을 철저히 줄이고 외식도 삼갔습니다. 그 결과 단백질 섭취 부족으로 그 같은 증상들이 나타난 것입니다.

우리 몸의 세포는 물을 제외하면 대부분 단백질로 구성되어 있습니다. 단백질은 팔다리의 근육, 위장, 심장, 간장과 혈액, 각종 효소, 호르몬, 항체, 체액의 주요 구성성분이며 산·염기 균형 유지 등에도 중요한 기능을 담당합니다.

그런데 이 같은 단백질은 그대로 정체되어 있는 것이 아니라 항상 일정한 속도로 분해되어 소실됩니다. 동시에 이를 보완하기 위한 합성작용도 계속 일어납니다.

체내에서 분해되는 단백질은 대변, 소변, 땀으로 체외로 배출됩니다. 그 외에도 피부표면의 소실, 손톱·발톱은 물론 모발 등으로도 손실이 생깁니다.

식도에서 항문에 이르는 9m의 소화관 내막(점막)도 하루에 4분의 1씩 탈락과 재생이 반복되는데 이 과정에서도 단백질은 필수 구성성분입니다. 따라서 매일 단백질을 충분히 섭취하지 않으면 위벽이 손상되어 식전 또는 음주 후 속쓰림 등이 나타납니다.

따라서 식사를 하면서 단백질을 적정량 보충해야 합니다. 하지만 음식으로 공급된 단백질 중 이용되고 남는 것은 몸에 저장되지 않고 소변으로 배설되기 때문에 '매일 적어도 한 끼'는 양질의 단백질(고기, 생선, 콩 등)을 일정량 섭취하여야 합니다. 이는 비만을 해소하기 위해 다이어트를 할 때도 마찬가지입니다.

그런데 평소 단백질 섭취가 부족한 최씨가 그나마 가끔 하던 육식 외식마저 끊음으로써 결과적으로 단백질의 균형공급이 심각하게 파괴된 것입니다.

필수아미노산은 반드시 식사로 섭취해야

단백질을 구성하는 아미노산은 약 20가지입니다. 이 중에 인체에서 합성하지 못하는 8가지 아미노산(필수아미노산)은 반드시 식사로 섭취해야 합니다.

필수아미노산이 하나만 없어도 체내 합성이 되지 않기 때문에 우리 건강에 미치는 악영향은 대단히 큽니다. 영양학적으로 단백질의 질이 좋다는 것은 필수아미노산이 고르게 충분히 들어 있다는 것을 의미합니다.

한국인의 대표적인 단백질 섭취법은 곡류·두류의 혼식, 곡류와 동물성 식품의 동시 섭취입니다. 곡류에 부족한 아미노산은 쌀과 콩을 혼합하거나 동물성 식품을 함께 섭취함으로써 보강합니다.

그런데 우리나라 성인의 20~30%는 채식 위주 등 잘못된 식습관으로 양질의 단백질을 제대로 공급받지 못합니다. 이런 단백질 부족으로 OECD 국가 중 결핵 유병률이 가장 높으며 아직도 상부소화기 질환(위염, 위하수)과 여러 가지 감염증 등이 건강을 위협하고 있습니다.

따라서 비만을 치료한다며 그렇지 않아도 부족한 단백질 섭취를 줄이면 건강은 오히려 훼손됩니다. 최씨는 과도한 탄수화물 섭취와 운동 부족이 비만의 원인이지 고기를 많이 먹어 비만이 생긴 것이 아닙니다.

우리나라의 전통적인 식생활 구조로 볼 때 한국인에게는 오히려 단백질이 부족합니다. 따라서 다이어트 중에도 하루 한 끼는 단백질 식품을 충분히 섭취해야 합니다.

하지만 육식 일변도의 과도한 단백질 섭취 역시 여러 가지 성인병의 원인이 될 수 있으므로 주의해야 합니다.

고기는 먹되 가려서 먹어라
붉은 살코기는 가급적 피할 것

주부 P씨(33)는 최근 3~4개월 사이에 체중이 10kg 넘게 늘어나 키 161cm에 몸무게 72kg이 되었습니다. 그는 평소 통통한 편이었지만 뚱뚱하지는 않았는데 스트레스를 심하게 받으면서 체중이 급격히 증가했다며 필자를 찾아왔습니다.

처음에 필자는 체중이 너무 갑자기 늘어난 데 놀라 쿠싱병이나 약물의 부작용(피임약, 스테로이드, 신경안정제), 뇌종양(동반되는 증상: 두통, 시야장애, 구역질), 유전 등이 원인이 아닐까 생각했습니다. 그러나 특별히 이 같은 원인을 발견할 수 없었습니다.

영양분석과 식습관 조사 결과, 식습관에서 커다란 문제를 발견하였습니다. 주로 스트레스를 받을 때 폭식하는 것이었습니다.

살이 가장 많이 찌는 식습관은 밥을 빨리 먹고 불규칙하게 폭식하는 것입니다. 이 경우 칼로리를 필요 이상 섭취하게 되며 여분의 칼로리는 모두 지방으로 전환되어 몸에 축적됩니다.

일례로 병원에서 인턴이나 레지던트를 할 때 대부분 불규칙적으로 식사를 하게 되는 외과 쪽 의사들은 전문의를 취득할 때쯤이면 체중이 7~8kg 늘어나는 경우가 허다합니다.

다음으로 나쁜 습관이 일하거나 길을 다니면서 먹는 것입니다. 스트레스를 많이 받는 사람들 중에는 과자나 사탕 등을 옆에 놔두고 일하는 이들이 있습니다. 심심할 때는 군것질을 하기보다는 다른 일로 시간을 보내야 합니다.

비만을 퇴치하거나 비만해지지 않으려면 식생활을 어떻게 해야 할까요. 비만한 사람에게서 흔한 식습관 중 하나는 음식을 버리지 못하는 것입니다. 이는 특히 주부들에게 많은 습관인데, 식구가 남기는 음식을 버리지 못하고 다 먹음으로써 비만을 자초합니다.

따라서 상차림을 잘 조절해 먹을 만큼만 줘서 음식을 남기지 않도록 하고 본인도 언제나 약간 모자란 듯이 먹는 습관을 들여야 합니다.

최근에는 인스턴트 식품이 비만의 중요한 원인으로 지적되고 있습니다. 실제로 비만인들 중 다수가 컵라면, 포장육, 햄버거 등을 좋아하는 것으로 밝혀졌습니다.

인스턴트 식품은 동물성 기름으로 만든 것이 많고 설탕이나 조미료가 많이 들어 있어 칼로리가 매우 높습니다. 방부제도 많이 들어 있어 건강에도 좋지 않습니다.

달걀도 프라이보다는 삶거나 찌는 게 좋아

이 외에 비만 환자가 고쳐야 할 습관으로 배고픔을 참지 못하여 아무 때나 먹는 것, 심심하면 먹는 것, 움직이기 싫어하는 것 등이 있습니다. 따라서 비만 환자는 다음과 같은 식습관을 갖도록 노력해야 합니다.

첫째 밥을 천천히 먹으며 정한 양만 식사를 합니다.

둘째 항상 식사시간을 지켜서 먹습니다.

셋째 음식을 깔끔하게 정리하여 일정량만 먹습니다.

넷째 항상 약간 모자란 듯 요리하고 먹습니다.

다섯째 스트레스를 받으면 먹지 않습니다.

여섯째 심심하면 재미있는 일을 찾습니다.

일곱째 자꾸 몸을 움직입니다.

위와 같은 습관 외에도 몇 가지를 가려서 먹는 게 도움이 됩니다. 먼저 붉은 살코기는 가급적 피하는 것이 좋습니다. 붉은 살코기는 단백질이 많이 들어 있지만 지방도 다량 함유하고 있기 때문입니다.

따라서 쇠고기에서 갈비, 꼬리 등은 가급적 삼가는 것이 좋고 기름을 뺀 순살코기나 장조림을 먹는 것이 좋습니다. 붉은 살코기가 아니라도 돼지고기의 삼겹살, 족발, 머리고기의 경우 지방이 많으니 제한하는 것이 좋습니다.

닭고기는 흰살코기이기 때문에 비만인에게 좋은 단백질을 제공합니다. 하지만 닭껍질은 삼가는 것이 좋습니다.

생선 역시 흰살코기여서 지방이 없는 좋은 단백질을 제공하나, 뱀장어나 통조림에는 지방이 많기 때문에 절제하는 것이 좋습니다. 등푸른 생선이나 흰살 생선은 콜레스테롤을 낮추고 몸에 좋은 오메가-3 지방산이 많아 건강에 좋습니다.

단백질 섭취량이 부족한 한국인에게 달걀은 질 좋은 단백질 공급원입니다. 하지만 프라이보다 찜을 하거나 삶아서 먹는 것이 좋습니다.

주부 중에는 과일을 좋아하는 사람이 많은데 사과, 배, 감 등 달콤한 과일은 삼가고 토마토같이 달지 않은 과일을 먹어야 합니다. 하지만 한국에서 가장 흔한 비만의 원인은 역시 탄수화물 위주의 밥배와 술배임을 명심하고 균형식을 하려고 해야겠습니다.

05

한국 여성의 비만에는 운동이 '보약'
근육량 늘리는 등 근본적 체질 개선을

비만에 대한 글을 쓰고 있는 필자 집안에도 비만 환자가 있습니다. 바로 어머니입니다. 한데 어머니 친구들도 비만한 사람들이 많습니다.

실제로 필자가 조사해보니 체지방이 30%(여자 평균은 23~25%) 이상인 경우를 비만으로 정의할 때 40대 이상 여성의 43%가 비만이었습니다.

―――――

어머니 친구인 P씨는 키 159cm에 몸무게 63kg(체질량지수 24.9kg/㎡)이지만 체지방이 34%나 되었고 허리 둘레도 82cm나 되었습니다. 여러 번 살을 빼려고 시도하였으나 번번이 실패했습니다.

최근에는 허리도 아프고 관절도 아프다고 호소하였습니다. P씨는 결혼하기 전에는 42~43kg밖에 안 되어 '젓가락'이란 소리를 들었다고 합니다. 물론 어려서 병치레도 많이 하였다고 합니다.

이런 경우 너무 말랐기 때문에 몸은 언제라도 기아에 대비하기 위하여 영양을 최대한 비축하는 시스템으로 바뀌게 됩니다. 마치 곰이나 개구리가 동면할 때와 마찬가지로 기초대사량이 낮아집니다.

또 여분의 영양분은 저장 효율이 가장 좋은 지방으로 바뀌어 내장지방으로 저장됩니다.

따라서 이런 여성의 경우 임신했을 때 10kg 정도 정상적인 체중 증가를 훨씬 넘는 20~25kg 정도의 체중 증가를 경험하게 됩니다. 이는 기초대사량이 낮은 데다 임신 후 과도한 영양 공급에 갑자기 운동량이 줄어

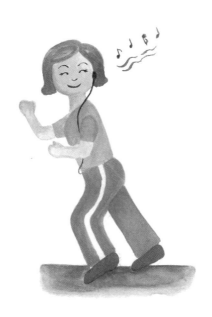

체중이 늘어나는 것입니다.

　이러한 형태의 주부 비만은 과거 못살던 시기에 영양이 부족했던 사람들이 1980~1990년대에 영양 과잉을 겪으면서 발생하기 때문에 '빈곤에서 풍요(poverty to richness)의 병'이라고 일컫기도 합니다.

저강도 운동으로 기초대사량 높여야

　여기에 덧붙여 최근 급격히 불어닥친 비만치료 열풍이나 마른 사람이 미인이라는 인식으로 인위적인 기아를 체험하는 등 주부 비만 환자가 늘고 있습니다.

　필자를 찾는 젊은 여성 중에는 비만 환자가 아님에도 체중을 감량하고자 상담하는 사람들이 많습니다. 그런데 이들 중 많은 사람은 섣부른 초저열량 식사나 금식원에서의 단식 등으로 인위적인 요요증후군을 겪을 확률이 높습니다.

　여성의 비만은 대부분 40대 이후에서 많이 발생합니다. 젊은 가임기(可妊期) 여성에서 발병하는 경우에는 다낭성 난소질환을 한번쯤 의심해볼 필요가 있습니다.

　이 질환은 가임여성의 1.5~6%에서 나타나는 것으로 보고되고 있는데 이 경우 50~60% 정도 환자가 비만을 동반하였습니다. 이 밖에도 다모증

(70%), 무월경(50%), 불임증(70%)을 동반합니다.

생화학적으로 난포자극호르몬에 비해 증가된 황체화호르몬, 증가된 남성호르몬과 여성호르몬이 이 같은 증상을 만드는 것입니다.

따라서 불규칙한 월경에 비만이 있거나 털이 많이 난 여성은 이러한 질병을 의심해보아야 합니다.

여성 비만은 영양분을 좀 더 저장하려는 생체 시스템이 주원인입니다. 과도한 영양 섭취도 문제지만 그보다는 기초대사량이 낮기 때문입니다. 따라서 이를 치료하려면 체질을 근본적으로 바꾸어야 합니다.

몸에서 영양분을 주로 소비하는 곳은 근육입니다. 따라서 근육량을 늘려주어야 하며, 덧붙여 근육도 영양분을 효율적으로 사용하는 시스템으로 바꾸어야 합니다.

이를 위해서는 운동이 제일 좋은 보약입니다. 저강도 운동을 지속적으로 해서 기초대사량을 높여야 합니다. 이와 더불어 비만에 따른 합병증이 있다면 기초대사량을 높이는 약제나 필요하다면 성장호르몬요법을 써보는 것도 유용한 방법이 될 수 있습니다.

하지만 무슨 병이든 마찬가지지만 예방이 최고입니다. 따라서 젊어서부터 적절한 체중을 유지해야 하며, 부득이 체중 감량을 하려고 할 때에는 무리한 금식이나 절식을 하면 안 되고 운동을 동반하는 체중 감량요법을 사용해야 합니다.

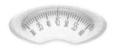

5부

조심해야 할 것과
피해야 할 것 5가지

황제 다이어트, 바람직하지 않다
실질적 체지방 감소효과와 안전성 의문

　요즘 사람들이 다이어트에 관심이 많아 웬만한 것들은 의사들보다 더 잘 알고 있는 듯합니다.

　언젠가 비만 환자가 고단백질 위주의 식사에 대해 문의해온 적이 있습니다. 그는 육식동물인 호랑이, 사자 등은 몸매가 날씬한 반면 탄수화물 위주로 섭식하는 소, 하마 등 초식동물은 뚱뚱하다는 데 착안을 하였다고 했습니다.

　통상적으로 비만 다이어트의 기본은 저열량 다이어트입니다. 하지만 전체적인 칼로리를 줄이는 데 어디에 중점을 두느냐에 따라 저당질 위주의 식사에 고단백 식사를 첨가하기도 하고, 고지방 식사를 첨가하기도 합니다.

　저열량 다이어트는 하루 섭취 칼로리를 800~1,200kcal로 줄이고 이 중

탄수화물이 55~60%, 지방이 25~30%, 나머지는 단백질로 섭취하는 것입니다. 일반적으로 비만 다이어트라 하면 이러한 형태를 말합니다.

그런데 이렇게 에너지 섭취량을 줄이고 운동으로 체지방을 연소하는 경우 발생하는 큰 문제는 배고픔, 전신 쇠약 등입니다. 이에 따라 정상적인 생활을 제대로 못해 대부분 실패하게 됩니다.

따라서 개인의 열망과 의지에도 불구하고 2년간 감량된 체중을 계속 유지하는 경우는 5% 미만이라고 보고되고 있습니다.

최근에는 지방 축적에 탄수화물이 중요한 역할을 하기 때문에 탄수화물의 섭취량을 줄이고 단백질 섭취량을 늘리는 다이어트가 제시되었습니다. 이는 단백질이 연료로 사용될 뿐 아니라 과잉 공급된 단백질은 체내에 저장되지 않고 배설되기 때문에 포만감을 주면서 지방 축적 우려도 없애는 장점이 있는 듯합니다.

이러한 저당질 고단백 식사요법이 우리나라에서는 황제 다이어트라고 불리기도 하고 외국에서는 케톤식 다이어트(Ketogenic diet), 덴마크식 다이어트, 달걀 다이어트 등으로 불리고 있습니다.

통상 표준체중 1kg당 1.5~3g 정도로 단백질을 많이 섭취하면서 당질 섭취를 절대적으로 제한하는 것입니다. 이 식사요법의 근거는 무조건 먹지 않는 저열량 식사요법의 중요한 실패요인인 허기를 방지하여 다이어트 실패율을 줄이는 것입니다.

기억력 감소, 저혈압 등의 부작용 유발하기도

비만 다이어트를 시행할 때 7가지 요소를 고려해야 합니다. 이 7가지는 모두 C로 시작하기 때문에 '7C'로 불리기도 합니다.

그것은 열량(Calory), 균형잡힌 영양요소(Composition), 비용(Cost), 치료자와의 친숙성(Consumer friendliness), 건강상 문제가 있는 사람에 대한 적용성(Coping with coexisting health problems), 좋은 관리 프로그램의 구성요소를 가지고 있는가(Components of sound management program), 장기간의 체중 유지효과(Component provisions for long-term weight maintenance)입니다.

황제 다이어트는 이 '7C' 중에서 열량 외에는 다소 문제가 있습니다. 단기간 체중 감량효과는 인정되지만 그것이 실질적인 체지방 감소효과인지와 장기간 계속할 때 안전성 평가 등에 대해서는 논란의 여지가 있습니다.

고단백 식사요법을 시행하면 체내에서 부족해진 포도당을 대체하기 위해 지방산이 케톤으로 분해됩니다. 이 과정에서 이뇨작용과 수분 손실, 전해질 소실이 일어나 처음 3~4일간 탈수에 따른 체중 감소가 일어납니다. 이는 엄격히 말해 체지방 분해에 따른 체중 감량이 아닙니다.

또 오히려 탈수에서 오는 근(筋)무력, 기립성(起立性) 저혈압을 유발할 수 있습니다.

탄수화물 섭취 감소에 따라 기억력 감소와 피로감이 생길 수 있습니다. 그 외에 요산(尿酸)이 증가되어 고요산 혈증이 있을 수 있으며, 단백질성 식품에 많이 함유되어 있는 지방 때문에 고지혈증을 동반하기 쉽습니다.

필자는 단백질 섭취를 전체 섭취 칼로리의 15~20%까지 증가시키는 것은 무방하다고 봅니다.

하지만 단백질의 비율을 이보다 더 늘려 고단백질 식사만으로 살을 빼려는 것은 비용 측면뿐 아니라 효과면에서도 유용성을 보장할 수 없습니다. 더구나 고혈압환자, 심장질환자, 요산 수치가 높은 사람, 콜레스테롤 수치가 높은 사람들은 건강을 크게 악화시킬 수 있습니다.

02

살빼는 약, 너무 의존하면 안 된다
심리적 의존성을 조심해야

"의사 선생님, 저…… ○○○ 좀 처방받으러 왔는데요. 약국에 갔더니, 처방전을 받아오라고 해서…… 저, 시간이 없어서 자주 오기가 힘들어 그러는데요, 한 달치를 한꺼번에 처방해주시면 안 될까요?"

최근 살빼는 특효약들(?)이 시판됨에 따라 이와 같이 비만치료제를 자가 선택하여 처방전을 받으러 오는 사람들이 종종 있습니다. 약만 있다면 살은 자기가 알아서 뺄 수 있다는 것입니다.

근래 비만과 관련해 가장 관심을 끄는 특이한 현상은 시판 중인 비만치료약들(제니칼, 리덕틸 등)에 대한 열기입니다. 이 약들의 엄청난 수요는 이상 과열이 아닌가 싶을 정도입니다.

필자도 많은 사람에게서 이들의 처방전을 부탁받아 곤혹스러운 경우가 많습니다.

갑자기 먼 친척이 전화를 해 ○○○을 구해달라거나, 빼빼 마른 여자 후배도 ○○○을 먹어보겠다고 부탁하는 등 의사로서 적응증을 고려할 때 참으로 난감한 경우가 많습니다.

과연 체중 감량에 특효약이 있을까

비만의 약물치료는 최근 급진적인 변화를 겪었습니다. 지금까지 수많은 약이 개발되었지만 부작용으로 판매되지 못했습니다.

비만치료약으로 공식 허가를 받지 못했으나 암암리에 사용되는 약물도 많은 실정입니다.

미국 식품의약국(FDA)이 공인한 약품은 현재까지 올리스타트(제니칼)와 시부트라민(리덕틸) 2개밖에 없습니다.

일종의 화학적 유도체인 올리스타트(제니칼)는 췌장과 위 리파제를 억제하여 섭취한 중성지방의 가수분해를 억제합니다. 이에 따라 섭취한 지방의 약 30%를 대변으로 배출해 흡수 칼로리를 줄이게 됩니다.

이에 반해 리덕틸은 대뇌 식욕중추에 작용, 포만감과 관련된 신경호르몬인 세로토닌 등의 분비를 조절해 식사 시 조기 포만감을 유발하고 식욕을 억제합니다. 따라서 이 약물을 복용하면 전반적인 식사량이 줄어들어 흡수 칼로리가 감소됨으로써 살이 빠지게 됩니다.

물론 이 약들은 다음과 같은 이상적인 비만치료제의 조건을 어느 정도 충족하기는 하지만 그렇다고 해서 비만치료에 특효약이라고 할 수는 없습니다.

이상적인 비만치료제의 조건

첫째 의존성이 없어야 합니다.

둘째 근육의 소실 없이 지방만 제거해야 합니다.

셋째 장기간 투여해도 체중 감소효과가 지속되거나 적어도 감소된 체중이 유지되어야 합니다.

넷째 장기 복용해도 안전해야 합니다.

무엇보다도 비만치료제는 약물 자체의 효과 여부보다도 약물을 처방하고 복용하는 사람들의 태도에 따라 성과가 달리 나타날 수 있습니다. 아무리 좋은 약, 비싼 약이라도 부적절한 환경과 상황에서 사용된다면 효과가 반감될 것입니다.

특히 주의해야 할 점은 약물에 너무 의존하는 것입니다. 물론 위의 비만치료제들은 생리적 의존성이 거의 없는 것으로 알려져 있습니다.

하지만 사용자가 심리적으로 너무 의존하여 비만관리를 위한 기본적인 노력(식이요법, 운동 등)은 소홀히 한 채 약물 사용에만 몰두한다면 결국 좋은 효과를 기대할 수 없습니다.

비만치료제가 전문의약품이어야 하는 이유

누구나 어렵고 고생스럽기보다는 쉽고 편하게 살을 빼고 싶어합니다. 그래서 등장한 것이 본인은 힘들게 몸을 움직이지 않아도 남이나 기계가 대신 움직여서 운동효과를 낸다는 각종 기구나 마사지요법입니다.

비만치료약도 마찬가지입니다. 약 한 알만 먹으면 힘들이지 않고도 어렵지 않게 살을 뺄 수 있다는 막연한 기대로 약국이나 병원을 찾게 되는 것 같습니다. 물론 약물을 적절히 사용하기만 하면 좀 더 쉽게 살을 뺄 수 있는 것은 사실입니다.

식욕억제제를 먹으면 억지로 식욕을 참지 않아도 되고, 지방흡수억제제를 먹으면 간혹 식이요법을 망치는 외식이나 폭식의 영향도 덜 받을 수 있습니다.

건강보험이 적용되지 않아 값이 좀 비싸다는 게 흠이지만 그 외에는 대단한 부작용이나 위험성도 없다고 하니, 너도나도 비만치료제를 사용해보려 합니다.

그러나 주요 비만치료제는 현재 자가 선택하여 복용할 수 없는 전문의 약품으로 분류되어 있어서 의사를 방문하지 않고는 얻을 수 없게 되어 있습니다. 물론 비만치료제들의 부작용과 오남용을 막고자 하는 것도 그 이유들 가운데 하나이겠지만, 무엇보다도 비만은 체계적이며 다각적으로 치료해야만 하는 질병이기 때문입니다.

따라서 약물처방을 받을 경우, 병원을 방문하여 처방전만 달랑 받아오려 하지 말고 체계적으로 진찰, 검사, 상담을 받아서 약물 사용에 따른 효과를 극대화할 수 있어야 합니다.

살을 빼기 위해 약물치료 하나에만 너무 의존하는 것은 총 한 자루로 전쟁을 하는 것과 같습니다. 이왕이면 총, 폭탄, 탱크 그리고 이들 전력을 적절히 배치하는 전략과 전술 등과 같은 종합체계로 전쟁을 해야 승산이 더 높지 않을까요?

또 비만치료제들이 전문의약품으로 분류되지 않는다면 과도한 비만공포증이나 정신과적인 섭식장애(거식증, 신경성 식욕부진증 등) 환자들이 쉽게 약을 구할 수 있어 증세가 더욱 심해지거나 환자 숫자도 늘어나게 될 것입니다.

03

단일식품 다이어트, 3일 이상은 곤란
영양실조, 전해질 불균형 초래

키 165cm, 몸무게 61kg인 대학생 K양은 다이어트로 살을 빼고자 마음먹었다고 합니다.

평소 과일을 좋아하는 편인데, 포도만 먹어도 살이 빠진다는 포도 다이어트가 있다는 이야기를 듣고 이를 시행하였습니다. 다른 음식은 전혀 먹지 않고 하루 2kg 정도의 포도만 먹었다고 합니다.

하지만 1주일 만에 중단할 수밖에 없었습니다. 체중은 2~3kg 빠졌지만 워낙 허기가 지고 농약중독 증세가 나타나 다이어트를 포기하였습니다.

그런데 이후 체중이 오히려 63kg으로 증가하였다고 필자에게 상담을 요청하였습니다.

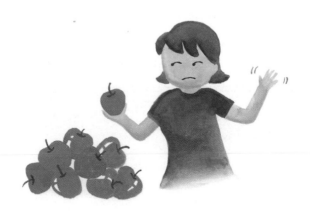

　비만에 대한 관심이 무척 높다보니 어떤 조사에 따르면 무려 2,000여 가지 체중조절법이 있다는 보고가 있습니다.

　필자도 이에 관심이 많아 몇 가지 조사를 해보았는데 최근 유행하는 방법들을 대별해보면, 황제 다이어트 등 저열량 저당질 고단백 식사요법, 스즈키식 다이어트 등 저열량 고당질 식사요법, 포도 다이어트 등 단일식품 다이어트(one food diet), 각종 차를 이용한 차 다이어트, 순환식 다이어트, 알코올 다이어트 등이 있습니다.

　한데 문제점은 이런 다이어트 방법들이 대부분 전체적인 영양의 균형이 파괴되며, 단기간의 체중 감소에만 초점을 두고 장기간의 체중 유지에는 관심이 없다는 것입니다.

　그런데도 많은 사람은 일반적으로 권장되는 저열량 균형식에 비해 손쉽고, 비교적 단기간에 체중을 뺀다는 점에 매력을 느껴 이런 무모한 다이어트를 선택한다는 것입니다. 참으로 안타까운 일입니다.

앞에서 언급한 K양이 택한 방법이 단일식품 다이어트입니다. 체중을 조절하기 위하여 한 가지 식품만 계속 섭취하는 방법으로, 한 가지 식품으로만 전체 섭취량의 70% 이상을 차지하도록 하는 것입니다. 그런 예로는 포도 다이어트 외에 사과 다이어트, 벌꿀 다이어트, 요구르트 다이어트 등이 있습니다.

실제로 이들 과일의 추출물을 비만치료제인 양 팔면서 체중 감량에 특효약인 것처럼 효과가 좋다고 선전하고 있습니다.

이들 다이어트는 한 가지 식품만 섭취하기 때문에 전체 칼로리 섭취가 적어지고 이에 따라 식사를 통한 열량이 적어져 체중이 빠지는 것입니다.

그러나 영양소가 심하게 제한되기 때문에 영양학적으로 상당히 문제가 많은 다이어트 방법입니다. 이 때문에 단일식품 다이어트는 대부분 3일 이상 지속되면 안 된다고 봅니다.

일반 식사로 돌아오면 체중 다시 늘어

이러한 단일식품 다이어트에는 주로 과일을 사용합니다. 이는 많은 사람이 과일에는 모든 종류의 비타민과 무기질이 풍부해 영양학적으로 별 문제가 없을 것이라는 잘못된 상식을 갖고 있기 때문입니다.

하지만 장기간 시행되면 영양실조, 전해질 불균형 등이 옵니다. 또 껍질 부분에 농약이 남아 있을 수 있기 때문에 다량 섭취하면 농약중독이 나타날 수 있습니다.

이 방법은 또한 저열량에 의한 단기요법이기 때문에 다이어트가 끝난 후에는 식사량이 원래대로 늘어나고 요요증후군으로 체중이 급속히 증가합니다.

여대생을 비롯하여 주로 젊은 여성들이 많이 선호하는 방법 중 하나가 K양이 시행한 포도 다이어트입니다.

이것은 다른 음식을 전혀 먹지 않고 1일 2kg 정도의 포도를 4회 정도에 걸쳐 섭취하는 것입니다.

2kg 정도의 포도를 섭취할 경우 1일 1,000kcal 정도의 열량밖에 섭취하지 못하기 때문에 열량 제한에 따른 체중 감소가 나타나는 것이지 포도 자체가 살을 빼주는 것은 아닙니다.

이와 유사한 다이어트로 사과 다이어트가 있는데, 마찬가지로 다른 음식은 전혀 먹지 않고 사과만 먹는 것으로 하루 5~8개 혹은 그 이상 사과를 먹으며, 사과를 먹는 사이사이에 자주 생수를 마시는 방법입니다.

사과 다이어트는 사과에 들어 있는 구연산이 장 운동을 자극하여 변비까지 예방할 수 있다고 해서 한동안 유행했습니다.

그러나 이 식사요법도 마찬가지로 체중 감소는 열량 섭취 제한으로 살이 빠지고 체액이 소실되면서 일어나는 것으로 사과가 체중을 감소시키는 것은 아닙니다.

하루 5~8개의 사과를 먹을 경우 1일 800kcal 정도를 섭취하는 것인데 역시 장기간 시행하면 영양실조 등에 걸리게 됩니다.

04

이뇨제, 설사제는 절대 피하라
약물치료는 체질, 상태 따라 장기간 해야

살빼기를 무리하게 하다 사망한 여성의 기사가 실린 적이 있습니다. 설사제를 지속적으로 복용하고, 조금 많이 먹었다 싶으면 손가락을 입속에 넣어 다시 토해내는 식의 살빼기를 하였다는 것입니다.

이 여성이 아니더라도 비정상적으로 살빼기를 하는 여성들을 주변에서 드물지 않게 볼 수 있습니다. 과거 필자가 진료한 비만 환자 K양(162cm, 83kg)은 지속적으로 이뇨제를 복용했습니다. 하지만 이뇨제는 소변만 많이 나오게 하지 지방을 줄이는 것은 아닙니다.

비만의 약물치료는 급진적인 변화를 겪고 있습니다. 그동안 3개월 이상 사용해도 좋다고 FDA에서 공인한 약품들이 부작용 때문에 모두 흔적을 감췄습니다.

그 대신 FDA는 1997년 11월 다른 비만치료제인 올리스타트(상품명 제니칼)와 시부트라민을 허가했습니다. 하지만 비만의 약물치료는 아직 정확하게 치료의 적응증과 시기, 장단기 요법 등이 정립되어 있지 못합니다.

현재까지 나와 있는 결론을 간단히 정리하면 식이요법과 육체적 활동을 포함하는 포괄적인 체중 감량 프로그램의 일부로 사용해야 한다는 것입니다.

적용 대상은 체질량지수가 25 이상 또는 복부비만(허리 둘레 남자 90cm, 여자 80cm 이상)이면서 비만 관련 위험인자나 질병이 있는 환자들입니다.

약품이 환자의 체중을 줄이고 유지시키는 데 효과적이며 심각한 부작용을 가져오지 않을 경우 지속적으로 투여해야 한다고 보고되고 있습니다. 이는 비만을 만성질환으로 간주해 이에 대한 치료를 그만큼 중요한 것으로 생각하기 때문입니다.

전문의가 적절하게 배합한 맞춤 처방 필요

비만치료는 식사 제한뿐 아니라 운동요법과 행동요법을 병행한다 해도 만족할 만한 감량에 이르기가 매우 어렵습니다. 오히려 요요증후군처럼 체중이 다시 증가하는 것을 경험하게 됩니다.

따라서 체중 감소효과를 높이고 체중 조절 프로그램의 순응도를 높이기 위해 약제를 사용해야 합니다.

고혈압, 당뇨병, 고지혈증 등을 치료할 때 약물요법은 고혈압에서 혈압, 당뇨병에서 혈당, 고지혈증에서 혈중 지질치가 정상이 되도록 지속적으로 시행해야 합니다. 이와 마찬가지로 비만의 약물치료도 장기간 안전하게 해야 합니다.

즉, 비만 환자에게 비만치료제를 투여하면 체중이 감량돼 일정 기간 체중 조절이 가능하지만, 많은 경우 투약 중단 후 다시 체중이 증가됩니다. 지속적인 치료가 필요한 이유가 여기에 있습니다. 동시에 이뇨제나 설사제, 흥분제는 절대 금기 약물입니다.

비만치료제의 치료 효과는 매우 다양하여 같은 약제일지라도 효과가 좋은 환자와 그렇지 않은 환자가 있습니다. 이것은 체중이 20여 개가 넘는 유전자에 조절되며 비만은 서로 우월한 여러 유전자에 따라 생기기 때문입니다.

고혈압이나 고지혈증에서 여러 약제를 순차적으로 사용하거나 약제의 병합요법이 필요한 것처럼 비만에서도 병의 상태에 따라 효과 있는 약제의 선택이나 병용이 필요합니다.

비만치료제는 크게 나누면 식욕 억제·흡수 불량의 유도에 따른 에너지 섭취저하제, 열대사 촉진에 따른 에너지 소비증가제, 식욕억제제가 있습니다. 따라서 이들 약제를 적절히 배합해 사용하는 것이 중요하고 효과적입니다.

비만치료의 부작용은 치료 도중 기력이 빠지는 것인데, 특히 근육이 같이 빠지는 것이 심각한 문제점으로 지적됩니다. 이에 대해선 성장호르몬이 이를 보완할 수 있는 약제로 등장했습니다.

성장호르몬이 유전공학적으로 대량 생산된 후 성장호르몬의 지방 산화작용을 이용한 비만치료 가능성에 대한 관심이 높아지고 있습니다.

성장호르몬은 임상적으로나 경제적으로 비만치료제로보다는 근육량 증가와 지방 감소 효과가 있기 때문에 인슐린 저항성을 개선하고 근육을 증강시켜 체질을 개선할 수 있는 약제로 기대됩니다.

05

몸에 꽉 끼는 착용제품, 효과 없다

장 운동에 장애 주어 복통 유발

주부 K씨(47)는 키 157cm에 몸무게 65kg입니다. K씨는 걷거나 운동하는 것을 워낙 싫어하는 타입인데 한번은 살을 빼기로 작심하고 그 방법을 알아보았습니다. 한데 살빼기 방법이 무수히 많은 것을 알고 놀랐다고 합니다.

하여튼 K씨는 복부와 허벅지의 살을 빼고자 여러 방법 중에서 해조감비누를 배와 허벅지에 바르고 적외선 사우나가 있는 찜질방을 자주 다녔습니다. 또 평상시 몸에 꽉 끼는 옷을 입고 다녔습니다.

그런데 2주 정도 후 그 같은 살빼기의 부작용으로 피부염과 복통이 생겼습니다. 또 찜질방에서 나오면 자꾸 갈증이 나서 음료수를 많이 마시다보니 오히려 체중이 불었다며 필자에게 상담을 의뢰하였습니다.

필자도 관심이 있어 시중에 나도는 비만치료법을 조사해보고 그 방법이 너무나 많은 것에 놀랐습니다. 이들 중에는 비만치료 전문가를 자처하는 필자로서도 어떤 기전으로 살을 빼는 것인지 추측하기 힘든 것들이 많았습니다. 또 이런 방법들이 과학적 검증 없이 무분별하게 언론매체를 통해 확산되어 걱정이 앞섰습니다.

이들 방법 중에서 중년 주부들이 가장 많이 이용하는 비만치료법은 K씨의 경우처럼 찜질방이나 사우나 등의 목욕법이 아닌가 여겨집니다. 이는 여러 번 이야기했듯이 당원 소비와 함께 일어나는 일시적 탈수현상이기 때문에 체지방 소모와는 아무 연관이 없습니다.

비만한 사람은 또한 대부분 움직이기를 싫어하는데 이는 지방이 많아 조금만 운동해도 쉽게 피로감을 느끼기 때문입니다.

따라서 자신은 가만히 있고 기계가 운동을 시켜주는 방법을 선호해 헬스장이나 사우나 시설에 이러한 전동식 운동기구를 갖추고 있는 경우가 많습니다.

하지만 안타깝게도 이러한 전동식 운동은 열량을 거의 소비하지 못하는 것으로 보고되고 있습니다. 비만 해소에 아무런 도움이 되지 못한다는 말입니다. 물론 이러한 운동들은 경직되고 수축된 근육을 풀어 근육통을 해소하는 역할은 할 것으로 생각됩니다.

게으른 비만 환자가 많이 하는 마사지요법도 이러한 관점에서 큰 효과가 없을 것으로 보입니다. 이보다는 운동 강도가 조금 더 있는 것으로 기

공체조, 요가, 선체조 등이 있습니다.

이들은 자체적인 열량 소비 효과보다는 자율신경계를 자극하여 대사율을 높이는 역할을 하지 않을까 싶습니다. 그러나 그 효과가 어느 정도인지는 검증되지 않았습니다.

단독으로는 효과가 입증 안 된 여러 가지 방법

이와 유사한 살빼기 방법으로 꼬집기, 때리기, 빨래집게 다이어트가 있습니다.

한방의 침구요법도 자율신경계를 자극하거나 식욕을 억제한다고 하여 아침에 귀에 침을 놓는 이침요법, 수지침요법, 부황요법, 쑥뜸요법 등이 있는데 정말로 이들 방법들이 단독으로 식욕을 억제하고 기초대사량을 높여 살이 빠지는 효과를 나타내는지는 아직 과학적인 연구결과가 없어 증명되지 않았습니다.

침술은 아니지만 살을 빼고 싶은 부위에 침을 넣고 전류나 초음파를 통하게 해 피하지방을 제거하는 방법(일종의 지방분해술)이 있습니다.

이는 침을 통하여 자극을 주면 신경말단에서 카테콜아민이 분비되어 지방세포에서 중성지방을 분해, 유리지방산과 글리세롤로 만들어 지방세포를 제거하는 방법입니다. 이론적으로는 합리적이지만, 역시 과학적 방법을 통한 임상시험이 없습니다.

K씨처럼 몸에 꽉 끼는 착용제품을 사용하는 이들도 많습니다. 이는 보온효과로 땀을 내는 땀복과 비슷한 개념, 즉 수분 감소효과라고 생각하면 됩니다. 이외에 복부에 압력을 주어 공복감을 줄이는 효과는 있을지 모르나 장운동에 장애를 주어 복통을 유발하기 때문에 사용하면 안 됩니다.

또 해조감비누, 된장, 죽염 그리고 천식치료제로 사용되는 아미노피린 크림 등 바르는 제품도 많이 나와 있습니다. 주로 삼투현상에 따른 수분제거효과이며, 일부는 피부에 흡수되어 지방세포의 중성지방을 분해한다고 하나 실제 사용 환자에서 효과가 있을지는 미지수입니다. 화장품회사에서도 여러 제품을 선보이고 있으나 그 효과를 단언하기는 어렵습니다.

다시 한 번 강조하지만 비만치료에는 왕도가 없으며 균형 잡힌 식사, 운동, 검증된 약제만이 최선의 방법입니다.

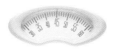

6부

실패하는 사람,
성공하는 사람

01

처음부터 실패하는 유형
핑계는 많고, 의지는 없고

———

두 아이의 엄마인 30대 중반 O씨는 출산 때마다 15kg씩 불어난 체중이 빠지지 않아 현재 키 165cm에 몸무게 87kg이 되었다고 합니다.

그러나 비만이라고 해서 O씨 본인은 아직 불편한 것이 없고, 남편도 건강해 보인다면서 살빼기를 전혀 권유하지 않아 다이어트를 고려해본 적이 없었다고 합니다. 그러다가 최근 주변 사람들이 하도 다이어트를 해보라고 권하여 '한번 해볼까'하는 생각으로 필자를 찾아왔습니다.

O씨는 한 끼만 굶어도 쓰러질 정도로 몸이 약하기 때문에 먹는 것을 줄이기도 어렵고, 집안일만 무리하게 해도 앓아누울 만큼 기운이 없기 때문에 운동하는 것도 피하고 싶다며, 살을 쉽게 뺄 수 있는 방법을 알려달라고 부탁하였습니다.

———

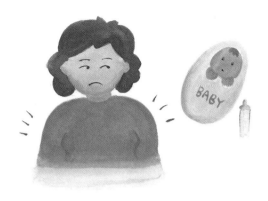

O씨는 기본적인 성인병 검사를 받은 후, 하루 1,500kcal 식이처방과 하루 20분의 가벼운 운동 권고와 함께 약물(식욕억제제)을 처방받았으나, 1주일 동안 아무런 생활의 변화를 보이지 않았으며 심지어 처방된 약물조차 복용하지 않았습니다.

2주일 후 그녀는 "요즘은 애들이 방학을 해서 이것저것 챙겨주느라 바쁘니, 나중에 좀 한가해지면 다시 시작해보아야겠다"라며 다이어트를 포기하였습니다.

건강습관의 변화를 설명하는 이론 I

건강신념 모형(Health Belief Model)이라는 이론에 따르면, 어떤 인간이 본인의 건강을 위해 행동을 변화시키기까지는 다음과 같은 요소가 작용하게 된다고 합니다.

① 질병에 대한 주관적 감수성

내가 해당 질병에 걸릴 확률이 얼마나 높을까?

예) • 비록 아버지는 비만이지만 나는 현재 비만이 아니니 앞으로도 괜찮을 거야.

• 어머니가 비만으로 당뇨병과 고혈압이 악화되셨으니, 나도 비만을 조심해야지.

② 질병에 대한 주관적 심각성

해당 질병의 심각성이 얼마나 높다고 생각하나?

예) • 비만은 건강상 문제이기보다는 단지 외모상 문제일 뿐이야.

• 비만하게 되면 온갖 신체적 질병뿐 아니라 정신적 · 사회적으로 고통을 겪을 거야.

③ 인구 · 사회학적 변수

성별, 연령, 소득수준, 교육수준, 종교, 성격 등

예) • 남성보다 여성이 비만관리를 더 많이 하고자 한다.

• 저소득층은 상류층보다 비만관리에 관심이 적다.

④ 행동 계기

홍보, 선전, 매스컴, 사회적 분위기 등

예) • 체중을 관리하려고 운동을 시작하려 했는데, 구청에서 프로그램을 운영한다고 하잖아.

　　• 요즘 배가 나와 찜찜했는데, 텔레비전에서 건강관련 프로그램을 보고 식단을 바꿨어.

⑤ 주변의 압력

(문제가 심각하니) 행동을 변화시켜보세요.

예) • 주변에서 그냥 두면 큰일나겠다고 살을 빼라는 말을 많이 들어.

　　• 누구누구도 이러이러한 방법으로 살을 뺐다고 나도 그렇게 빼보라는 거야.

⑥ 건강행위에 따른 주관적 이득

행동을 변화시키면 내게 어떠한 이득이 있을까?

예) • 살을 빼면 지금까지 못 입던 55 사이즈 옷이 예쁘게 맞을 거야.

　　• 살을 10%만 빼도 혈압, 혈당, 콜레스테롤 수치가 10%는 떨어질 거야.

⑦ 건강행위의 주관적 장애요인

행동을 변화시키기까지 내게 어떠한 장애물이 있을까?

예) • 살은 빼고 싶은데 시간이 없어서 운동할 수 없어.

　　• 음식장사를 하다보니 주변에 보이는 게 다 먹을 것이라 유혹을 참기
　　　가 어려워.

⑧ 할 수 있다는 자신감

나는 할 수 있는 능력과 자신감이 있어.

예) • 살을 빼긴 빼야겠지만, 자신이 없어 작심삼일이 될 것 같아.

　　• 나는 이번 한 달 동안 목표한 5kg을 꼭 뺄 수 있을 거야.

O씨가 처음부터 실패하게 된 이유와 해결책

　O씨는 비만도 150%의 고도비만임에도 비만에서 오는 자각 증상이나 불편감도 느끼지 않았으며, 비만을 심각한 질병으로 받아들이기는커녕 건강해 보인다고까지 믿고 있습니다.

　남편도 비만관리를 권하지 않으며, 살을 빼는데 사소한 장애물조차 크게 여길 만큼 우선순위에서 밀리고 있고, 의지력도 매우 약한 수준입니다. 단지 일부 주변 사람들의 압력에 떠밀려 비만클리닉을 방문했는데,

이런 경우에는 처음부터 실패할 확률이 매우 높을 수밖에 없습니다.

앞에서 설명한 건강신념 모형의 8가지 요소에 근거한다면, O씨에게는 비만 심각성과 그에 따른 질병 가능성을 역설할 필요가 있습니다.

항상 몸이 병약하고 기운이 없는 증상이야말로 비만에서 기인한 것임을 주지시켜야 하며, 남편도 이 점에 대한 잘못된 생각을 바꾸고 부인의 체중조절에 적극 협력하도록 해야 합니다.

또 자잘한 여러 가지 장애요인을 극복하려면 체중조절에 따른 이득을 극대화할 필요가 있습니다. 누구든지 이해득실을 따져보고 이득이 손해보다 많아야만 행동 변화를 시도하기 때문입니다.

O씨와 같이 어린 자녀를 둔 주부들에게는 외모나 주변의 시선도 중요하겠지만, 어린 자녀들이 성인이 될 때까지 어머니가 건강을 유지해야 아이들에게 좋은 어머니 역할을 할 수 있다는 점을 부각하는 방법도 유효할 수 있습니다.

비만에 따른 조기 성인병으로 중년부터 몸져눕기라도 한다면 그로써 가장 큰 피해를 볼 사람은 어린아이들이기 때문입니다.

처음엔 성공, 그러나 결국 실패하는 유형
허무하게도 너무 쉽게 다시 찌는 살

P씨는 키 160cm에 몸무게 88kg의 30대 직장여성입니다. 그녀는 20대 초반까지는 비만이 아니었습니다.

그런데 10년 전부터 집안에 대소사가 끊이지 않더니, 최근에는 남편과 아이가 차례로 병치레를 하는 바람에 스트레스가 쌓이고 자신을 돌볼 여유가 없어 10년 동안 30kg 가까이 체중이 불었다고 하며, 특히 최근 1년 동안 10kg 가까이 늘었다고 하였습니다.

그러던 중 P씨는 수개월 전부터 조금 오래 걷기만 해도 무릎이 아픈 증상을 느끼기 시작하였습니다.

아직 젊은 나이에 관절염 증상이 나타난 것이 불어난 체중 때문이라고 생각하여 살빼기를 시도하였다고 합니다.

이후 헬스클럽에 등록하여 퇴근 후 하루 1시간씩 운동하였더니 6개월 동안 10kg 가까이 체중이 줄었다고 하였습니다.

그러나 그 후 1년 동안 직장에서 근무부서가 바뀌면서 일이 많아져 1년간 운동을 제대로 못하였더니, 어느새 12kg이나 늘어버렸다고 하면서 필자를 찾아왔습니다.

───────

P씨는 특히 여성으로서 체중관리에 유의해야 할 중요한 시기에 계속되는 스트레스로 엄청난 체중 증가를 경험한 경우이며, 결과적으로 몸무게가 30kg이나 불어났기 때문에 이를 단시일에 한꺼번에 쉽게 빼기는 매우 어려울 것입니다.

물론 그녀는 이같이 30kg이나 불어나기 전에, 즉 10kg이나 적어도 20kg이 늘어났음을 알았을 때 무언가 조치를 취했어야 했습니다.

그랬다면 지금보다 훨씬 수월하게, 적은 노력만으로도 정상체중으로 돌아갈 수 있었을 것입니다.

몸에 이상 증상이 느껴지고 나서야 비로소 체중조절을 생각하게 되었다는 점에서 최선의 선택을 할 수 있는 기회는 이미 놓치게 되었다고 볼 수 있습니다. 그나마 체중조절을 시도하고자 하였을 때에도 문제가 있었습니다.

단순히 5kg 내외를 감량하는 것도 결코 쉬운 일이 아닌데 수십 kg을 감량하고자 하는 상황에서 헬스운동 하나에만 의존한 것은 별로 적절한 방법이 아니었습니다.

건강습관의 변화를 설명하는 이론 Ⅱ

횡이론적 모형(Transtheoretical Model)에 따르면 인간의 행동은 한순간에 180도 확 바뀌는 것이 아니고 다음과 같이 5단계 정도를 거쳐 변화해나간다고 합니다.

① 1단계 : 계획 이전기

향후 6개월 이내에 행동을 취할 생각이 없다.

체중조절은 별로 생각하지 않는다.

② 2단계 : 계획기

향후 6개월 이내에 행동을 취할 생각이 있다.

6개월 이내에 체중조절을 시도할 것이다.

③ 3단계 : 준비기

향후 한 달 이내에 행동을 취할 생각이 있으며, 현재 이를 위해 준비 중이다.

한 달 이내에 체중조절을 시작하고자 현재 준비 중이다.

④ 4단계 : 실행기

확실한 행동 변화가 있은 지 6개월 미만이다.

체중조절을 꾸준히 하고 있으나 아직 6개월이 넘지 않았다.

⑤ 5단계 : 유지기

확실한 행동 변화가 6개월 이상 지속되고 있다.

6개월 이상 체중조절을 꾸준히 하고 있다.

앞에서 알 수 있듯이 적어도 6개월 이상 꾸준히 체중조절 상태를 유지해야만 비로소 '성공했다'는 타이틀을 붙일 수 있습니다.

따라서 '1주 만에 5kg을 빼준다'거나 '한 달에 10% 체중 감량을 보장한다'는 식의 광고는 진정한 성공을 의미한다고 볼 수 없습니다. 오히려 줄어든 속도만큼 빨리 체중이 원상복구되거나 심지어는 이전보다 더 늘어날 위험만 높아질 수 있기 때문에 유지기의 개념은 아무리 강조해도 지나치지 않을 만큼 매우 중요합니다.

또 갑자기 체중조절을 시도하기보다는 다소 시간을 갖고 철저히 준비해야 한다는 점도 간과해서는 안 됩니다.

준비기에는 '언제부터, 얼마 동안, 어떠한 방법으로, 누구 혹은 무엇의 도움을 받으면서 시작할지'에 대한 것뿐만 아니라, 체중조절 기간에 발생할 수 있는 모든 가능성에 대비책을 마련해야 하며, 심지어 시행착오를 겪거나 실패했을 경우에 대한 대책도 준비해야 합니다.

'일단 시작하고 보자'는 식으로 준비 없이 시작하면, 요행히 잘되는 경우도 없진 않겠지만 대부분 예기치 못한 어려움을 만나 좌초하게 됩니다.

마치 시험을 대비하여 해당 과목 공부를 하지 않고 평소 실력으로 시험을 치르는 것과 같습니다.

P씨가 실패하게 된 이유 그리고 해결책

P씨는 처음 한동안 성공적으로 체중을 감량했지만 이후 예기치 못한 복병(운동을 중단할 수밖에 없는 사정)을 만나 결국에는 더 많은 체중 증가를 초래하여 체중조절에 실패한 경우입니다.

물론 P씨는 더 일찍이, 70kg이나 80kg이 되었을 때, 체중조절을 계획했어야 했습니다.

뒤늦게나마 90kg, 100kg이 되기 전에 체중조절을 결심하게 된 것이 다행이라고는 해도 운동, 그것도 헬스클럽이라는 한 가지 방법만 체중조절의 유일한 방법으로 준비했다는 문제가 있습니다. 막연히 얼마만큼을 언제까지 빼겠다는 목표도 없었습니다.

헬스나 수영, 에어로빅 등과 같이 일정한 시간대에 일정한 장소의 시설과 설비를 이용해서 하는 운동의 경우 갑자기 생활환경이나 일상 스케줄이 바뀌게 되면 이에 적응하지 못하고 중도에 포기하게 되는 경우가 많습니다.

그렇기 때문에 같은 운동을 하더라도 혼자 할 수 있는 운동, 실내에서 할 수 있는 운동, 아무 시간에나 할 수 있는 운동 등등을 미리 준비해야 합니다. 예를 들어 매일 집 부근 공원에서 30분씩 걷기로 운동 계획을 세웠다고 합시다.

그러나 눈이나 비가 오는 날, 너무 춥거나 더운 날, 몸살기가 있는 날, 심지어는 공원이 쉬는 날이 있을 수도 있습니다. 이럴 때를 대비하여 집 안에서도 할 수 있는 운동방법이나 기구를 준비해두는 것은 실패하지 않기 위해 매우 중요한 일입니다.

물론 운동뿐 아니라 철저한 식이조절을 병행하여 체중조절을 시작했다면, 운동이 다소 뜸해졌다 하더라도 식이조절의 효과로 얼마간 줄인 체중을 유지할 수 있습니다.

일반적으로 강도 높은 운동으로 체중을 감량한 경우, 운동으로 소비되는 에너지가 많기 때문에 식이조절은 다소 소홀히하게 되는데, 이때 운동을 갑자기 중단하게 되면 에너지 소비가 현저히 줄면서 식이 섭취는 그대로 있거나 오히려 느는 경향이 있어 체중조절에 실패하게 됩니다.

끝까지 성공하는 유형
모든 사항에 대한 만반의 대비

Y양은 20대 중반까지 키 158cm, 몸무게 50kg의 날씬한 체형을 유지하고 있었으나, 20대 후반에 직장문제로 혼자 자취하게 되면서 인스턴트 식품에 외식을 자주 하게 되었고, 그로 인한 것인지 1~2년 사이에 체중이 6~7kg 증가하였다고 합니다.

Y양은 체중이 55kg까지 불어나는 동안에는 아직 비만이 아니라고 생각하여 다이어트를 별로 심각하게 고려하지 않았다고 하나, 최근 결혼을 3개월 앞두고 외식이 더 빈번해지면서 1~2kg이 더 늘자 이러다가는 60kg, 70kg이 되는 것도 시간문제겠다는 생각이 들었고 드디어 한 달간 50~51kg까지 빼겠다는 목표를 세우고 필자를 찾아왔습니다.

이후 Y양은 한 달 동안 하루도 거르지 않고 집 안에서 고정자전거를 20~40분씩 탔습니다.

고정자전거를 텔레비전 앞에 설치해 심심하지 않게 텔레비전을 보면서 자전거를 탈 수 있게 하였으며, 양손에 1kg짜리 아령을 들고 앞뒤, 위아래, 좌우로 흔들면서 자전거를 타는 방법으로 운동량과 운동부위를 최대한 늘리고자 하였습니다.

한편 식이 섭취는 하루 1,200kcal 정도를 기준으로 1,000~1,400kcal 정도를 섭취하였는데, 식사량을 매일 체크하면서 단백질과 섬유소가 부족하지 않도록 주의하였습니다.

아침도 거르지 않고 저지방 우유와 과일 반쪽을 먹었으며 근무시간에는 국산차 우려낸 물을 자주 마셨습니다.

특히 처음부터 비타민, 무기질, 섬유소 성분을 함유한 영양제들을 종류별로 준비하여 매일 2~3가지씩 복용함으로써 다이어트에 따른 필수 영양소 부족과 변비를 예방하였습니다.

또 사회생활을 하면서 특히 결혼이라는 큰 행사를 앞두고 자주 마련되는 외식이나 회식자리에서 분위기상 과도하게 식이 절제를 하기 어려울 수 있었습니다. 이때는 지방흡수억제제인 제니칼을 처방받아 필요할 때마다 복용하였고, 그 다음 식사는 특수식품으로 대신하여 칼로리의 균형을 맞추고자 하였습니다.

그러면서도 가끔 케이크나 초콜릿, 크림 등과 같이 평소에 좋아하는 음식이 너무 먹고 싶을 때에는 무조건 억제하기보단 500kcal 이내에서 끼니 대신 먹으면서 제니칼을 함께 복용하도록 하였습니다.

그렇게 한 달간 애쓴 결과, Y양은 성공적으로 목표한 51kg에 이르게 되었고, 결혼 후 임신할 때까지 감량한 체중을 유지할 수 있었습니다.

건강습관의 변화를 설명하는 이론 Ⅲ

이성적 행동이론(Theory of Reasoned Action)에 따르면 인간의 행동은 다음과 같이 두 가지 영역의 잣대로 결정된다고 합니다.

① 행동에 대한 태도
행동에 대한 신념 + 행동의 결과에 대한 판단
예) 내가 먹는 것을 이 정도로 줄이면 살이 빠질 거야.

② 주관적 기준
표준적 신념 + 따르겠다는 의지
예) 모두 비만은 만병의 근원이라고 하니 나도 살을 빼야겠어.

위의 두 가지 요소는 각자로 하여금 행동을 변화시키겠다는 의지를 형성하게 하며, 이러한 의지를 관철할 만한 통제력이 있다면 행동 변화가 가능하게 된다는 것입니다.

이와 같이 이성적 행동이론은 앞서 거론된 건강신념 모형과 비교하여 외부적 요인보다는 내적 요인, 즉 스스로의 동기와 의지력 그리고 자기 통제력 등을 강조한다는 특징이 있습니다.

따라서 특히 Y양과 같이 자발적인 동기가 충분하고 의지력이 강한 경우의 행동 변화를 설명하는 데 가장 적합한 이론들입니다.

이뿐만 아니라 가장 인본주의적 견지에서 행동 변화의 주도권이 바로 행위자 자신에게 있음을 강조함으로써 행동 변화를 성공적으로 이루기 위해서는 주변 환경이나 조건을 변화시키는 것보다 인간 스스로의 동기와 신념, 의지력과 통제력을 키우는 것이 더 중요함을 일깨우고 있습니다.

Y양이 성공하게 된 이유

감량에 성공한 이후에도 하루 1,500~1,800kcal 정도만 먹고, 적어도 1주에 3회 이상은 30분 정도 운동을 한다는 Y양은 평생 체중관리를 자신할 수 있다고 하였습니다.

"앞으로 1주에 1회 정도는 규칙적으로 체중을 체크하면서 평소보다

2kg이 늘어 53kg이 되었다 싶으면 다시 1,200kcal 다이어트와 매일 운동 코스를 시작할 거예요. 1~2주면 제자리로 돌아올 테니까요. 그 이상 체중이 늘 때까지 방치했다가는 한 달 이상 고생해야 하잖아요? 업무상 외식이나 회식이 잦아지면 그때는 제니칼을 사용할 생각이에요. 또 앞으로 임신하게 되면 체중이 많이 불어나겠지만 산후 비만관리도 원칙이야 마찬가지일 테니 잘해낼 수 있을 것 같아요."

그녀의 성공비결은 무엇일까요?

필자는 그녀가 남다른 방법을 사용하였기 때문이 아니라 너무 늦지 않게 시작하였다는 점, 처음부터 믿을 만한 전문가의 조언을 받았다는 점, 결혼을 앞두고 있어 살을 빼야겠다는 의지와 동기수준이 높았다는 점, 활용할 수 있는 거의 모든 방법을 다양하게 동원하였다는 점, 예기치 못한 상황에 적극적으로 대처하였다는 점, 향후 장기 계획까지 철저하게 준비하였다는 점 등 누구보다도 바람직한 태도를 가졌기 때문에 성공할 수 있었다고 생각합니다.

사실 Y양은 제니칼과 특수식품, 영양제 등을 가끔 사용하였다는 것 이외에는 식이와 운동요법을 실천한 것이 전부였습니다. 물론 그녀는 약물과 식품 사용에 전혀 거부감을 갖지 않았습니다. 또한 그것들에 전적으로 의존하였다기보다는 적절하게 활용하였습니다.

물론 식욕억제가 정 힘들면 식욕억제제도 처방받을 예정이었으나, 거기까지 가지 않고도 자기조절에 성공했습니다.

너무 의존적이 되어서는 안 되겠지만 이와 같은 보조제나 약물들은 좀 더 쉽게 체중을 조절하기 위해 필수적인 요소들이 되어 있습니다. 앞으로도 이러한 약물과 보조제들이 계속 개발되면서, 수많은 음식의 유혹으로 비만이 되기 쉬운 현대인은 또 한편으로는 좀 더 쉽게 살을 뺄 수 있을 것입니다.

그러나 누구나 Y양과 같이 해야 성공할 수 있는 것은 아닙니다. 방심하고 있는 사이에 수십 킬로그램이 불어나 있는 이들도 있을 것이고, 의지력이 약한 분들도 있을 것입니다.

또 여러 가지 체중조절 방법을 한꺼번에 동원하지 않고 이것저것 돌아가면서 사용하다 실패하는 경우도 많은 것으로 알고 있습니다.

물론 Y양과는 다른 여러 가지 상황이 있을 수 있겠지만 누구나 한두 가지 정도는 Y양의 경우에서 배울 점을 발견할 수 있을 것입니다.

실패는 과연 성공의 어머니일까?
두 얼굴의 어머니

긍정적인 실패 사례

———

C씨는 165cm의 키에 75kg의 체중으로 배가 많이 나온 체형의 40대 남자입니다. 그는 젊어서 운동을 전공하여 건장한 체격이었다고 하나, 30대 이후부터는 운동을 그만둔데다 잦은 외식과 음주로ㄴ 체중, 특히 복부 둘레가 크게 늘었다고 합니다.

C씨는 먹는 것을 줄이거나 담배를 끊기는 힘들다고 생각하여 평소 항상 자신 있게 여겨온 운동으로 다이어트를 하겠다고 마음먹고, 골프연습장에 3개월 간 등록 하였습니다.

그런데 연습 첫날부터 몸이 말을 듣지 않더니 급기야 연습 1주일도 되지 않아

오른쪽 갈비뼈 부위에 심한 통증을 느끼기 시작하였고, 이후 한 달간 손상부위에 대한 약물 및 물리 치료를 받느라고 골프연습을 중단하고 말았다고 합니다.

———

C씨는 예기치 못한 체력의 한계와 운동 중 손상으로 다이어트에 한 차례 실패하였으나, 이후 본인의 몸 상태에 적합한 운동 계획을 세우고 금연, 식이요법, 약물처방 등을 받아 단계적으로 노력을 기울인다면 복부비만 해소에 성공할 수 있을 것입니다.

C씨에게 가장 중요한 것은 한 번 시행착오로 쉽게 좌절하지 않았다는 점이며, 이후 더는 시행착오를 자초하지 않고 전문가를 찾아 도움을 구했다는 점입니다. 대개 한두 번 실패로 의기소침하여 포기하게 되면 그 상태 그대로 유지되는 것이 아니라, 이전보다 살이 더 찌게 됩니다.

C씨도 갈비뼈 부상으로 평소보다 몸을 더 조심하고 움직이지 않아 체중이 더 늘었을 것이고 이로써 다시는 운동을 하지 않으려 하였다면 한 번의 실패가 아무런 교훈도 깨달음도 주지 못했을 것입니다.

부정적인 실패 사례

———

N씨는 30대 중반의 주부로 현재 키 158cm, 몸무게 85kg의 고도비만 상태이

나 젊어서부터 최근까지 10여 년간 온갖 종류의 다이어트법으로 살을 뺐다가는 다시 찌기를 반복해왔습니다.

몸이 약한 탓에 운동은 별로 시도해보지 않았으나, 굶어도 보고 살이 빠진다는 여러 가지 식품이나 한약도 먹어보았다고 합니다.

그런데 예전에는 며칠만 굶어도 살이 쉽게 빠지더니, 최근에는 어떤 방법을 사용해도 별 효과가 없다고 합니다.

게다가 다이어트에 지쳐 될 대로 되라는 식으로 맘대로 먹으며 지내다보니 체중이 너무 빨리 늘게 되었고, 이젠 조금만 걸어도 숨이 차고 관절이 쑤시고 아파 어떻게 해야 좋을지 모르겠다며 필자에게 상담을 의뢰하였습니다.

————

N씨는 이제 다이어트의 '다'자만 들어도 속이 상할 것이고, 더는 그 어떤 다이어트도 시도할 엄두가 나지 않을 것입니다. 이렇게 되기까지 긴긴 세월 수많은 시간과 비용을 쏟아부은 자신이 한심하기도 하고 무엇이 언제부터 어떻게 잘못되었는지도 모를 것입니다.

그러나 N씨도 스스로 다이어트 전문가라고 자처할 만큼 능숙하게 다이어트를 반복적으로 시행하여 성공한 적이 있습니다.

결혼하고 임신, 출산 등을 겪으면서 그녀가 예전에 사용했던 무리한 방법이 더는 효과를 나타내지 못하게 되었습니다. 반복적으로 시행한 절식 등으로 기초대사량이 극도로 저하된 데다가 심한 운동 부족으로 근육과 골격이 위축되어 에너지 소모량 또한 줄어든 것입니다.

N씨에게 가장 문제가 되는 것은 수없이 고생스럽게 다이어트를 반복하는 동안 한 번도 믿을 만한 전문가로부터 자신에게 맞는 조언을 들을 기회가 없었다는 것입니다. 남이 해서 성공했다거나 과거에 자신이 한 번 해서 일시적으로 효과를 보았다는 것만으로 막연히 이번에도 효과를 기대할 수는 없습니다.

성공과 실패의 나선 구조
비만치료 과정에 실패란 단어는 없어

앞에서 언급한 횡이론적 모형(Transtheoretical Model)은 인간의 행동 변화를 설명하는 적절한 틀을 제공하기는 하지만 현실을 완전하게 설명하기에는 몇 가지 문제점이 있습니다.

즉, 사람의 행동이 계획 이전기 → 계획기 → 준비기 → 실행기 → 유지기의 5단계를 거쳐 변화한다 하더라도 각각의 시기에서 성공적으로 다음 시기로 이행하는 경우보다는 실패하여 다음 시기로 전진하지 못하는 경우가 더 많을 수 있습니다. 심지어는 그 이전 시기로 후퇴하는 경우도 있습니다.

특히 체중조절을 위해 비만클리닉을 방문하는 사람들은 대부분 준비기를 거쳐 실행기까지는 도달하게 되지만, 그 이후 유지기에서 체중이 증가(재발)하여 다시 준비기나 계획기 상태로 후퇴하거나, 일부 심하게 좌절감을 겪는 경우에는 심지어 계획 이전기로 돌아가서 다시는 다이어트를 시도할 엄두를 못 내게 되기도 합니다.

이와 같이 시간에 따른 각 행동 단계의 변화는 앞으로만 전진하는 일직선 모형이 아니라 나선형 구조를 갖게 됩니다.

나선형 구조의 방향, 어디를 향해 가야 하나

중요한 것은 사람의 행동이 단계적으로 변화할 뿐만이 아니라 그러한 단계적 변화가 계속 반복된다는 점입니다. 물론 다음 단계는 이전 단계와 연결되어 있으며, 다분히 이전 단계의 영향을 받게 됩니다.

만약 한 번의 실패가 긍정적인 교훈이 되었다면 이어지는 다음 번 시도는 좀 더 바람직한 형태로 개선되어 계획, 준비, 실행, 유지될 수 있습니다.

그러나 이전의 실패 경험이 좌절감만 심화했다면, 이어지는 다음 번 시도는 오히려 후퇴하여 아예 시도하기 이전보다도 더 부정적인 태도로 계획 이전 단계에 오랫동안 정체될 수 있습니다.

무리한 체중조절 시도로 고생만 하고 정작 원하는 결과를 얻지 못하였거나 체중 유지에 실패할 경우 체중조절 시도 이전보다 한층 더 체중이 늘어나는 요요현상을 생각해보면 잘 이해될 것입니다.

묻지마 주식투자로 한번 돈을 날린 사람이 아무리 돈과 시간이 남아돌고 주식시장이 호황이어도 다시는 주식 근처에 얼씬하지 않으려 하는 것도 마찬가지 심리입니다. 즉, 무작정 시도하는 것은 아예 시도하지 않는 것만 못할 수도 있습니다.

궁극적인 성공이란 여러 가지 단계의 사소한 실패와 재도전과 성공이 모이고 모여 점차로 나아지게 되는 현재 진행형이기 때문에 영원한 성공이 없듯이 영원한 실패도 없습니다.

단지 시행착오를 겪으며 더 많은 것을 몸소 깨닫는 한편 주변의 유용한 정보와 적절한 지원을 받아들여 더욱 효과적으로 신속하게 앞으로 전진해나갈 수 있다면, 그것이 바로 성공입니다.

7부

마음의 병으로 인한 비만,
비만으로 인한 마음의 병

01

스트레스와 비만
살찐 스트레스, 살빼는 스트레스, 다시 찌는 스트레스

───────

20대 후반의 직장여성 D양은 1년 전까지만 해도 키 161cm에 몸무게 53kg으로 정상체중이었으며, 항상 먹는 양과는 무관하게 살이 잘 찌지 않는 편이라고 여겨왔습니다. 그런데 최근 오랜만에 체중계에 올라가본 그녀는 1년 사이에 7kg이나 늘어버린 것을 발견하고는 깜짝 놀랐습니다.

그녀는 오래전부터 거의 매일 아침을 거르거나 커피 한 잔을 마시는 것으로 대신하였고, 어쩌다 업무가 바쁘거나 외근할 때에는 점심도 굶을 때가 많았으며 한 번 먹을 때 한꺼번에 많이 먹는 습관이 있었습니다. 그런데 최근에는 업무와 인간관계상 스트레스가 쌓이면서 몰아먹는 습관이 더욱 심각해졌다고 합니다.

D양은 퇴근길에 원룸 자취방 인근의 슈퍼마켓에 들러 과자, 빵, 초콜릿, 음료수 등을 한아름 사서는 컴퓨터나 텔레비전 앞에서 순식간에 다 먹어치웠습니

다. 그러고도 성에 차지 않아 밤늦게 라면을 2개 정도 끓여먹거나 피자, 짜장면 등을 배달시켜 먹기도 하였다고 합니다.

계산해보니 놀랍게도 그녀가 거의 매일 저녁 3~4시간 동안 섭취한 칼로리의 양은 3,000kcal에 가까웠습니다.

———

지금 D양은 60kg으로 1년간 10% 이상 체중이 증가했지만, 아직까지 비만은 물론 과체중도 아니라는 이유로 체중조절을 할 필요가 없다고 생각할 수 있을까요?

최근 체중조절에 대한 지나친 관심과 과도한 다이어트 열풍 그리고 일부의 심한 사회적 압력 등을 이유로 비만이 아닌 경우까지 체중조절을 하는 것은 불필요하다는 의견도 제기되고 있습니다.

그러나 비만클리닉을 방문하거나 그 밖에 전문적인 체중조절 방법을 찾는 여성들은 과체중 정도이거나 심지어 지극히 정상체중 범위에 속하는 경우가 더 많은 게 현실입니다.

그렇다고 이들은 아무런 문제가 없을까요? 그리고 이들에게 확실히 비만이 될 때까지 안심하고 기다리라고 할 수 있을까요?

산업화된 오늘날 인간의 섭식행위는 단순히 생명을 유지하기 위한 본능적 행위라기보다는 정신적·사회적으로 복잡한 의미를 갖는 대표적인 심리적 행동 가운데 하나로 여겨지며, 운동행위 또한 마찬가지입니다.

즉, 우리는 기쁠 때나 슬플 때 평소보다 더 많이 먹게 됩니다. 어떤 사람들은 스트레스가 가중될 때 혹은 스트레스로부터 해방되었을 때 식욕이 비정상적으로 좋아지기도 합니다. 또 폭식하면 스트레스가 풀리는 경우도 있으나 반대로 그로써 더욱더 스트레스를 받는 경우도 있습니다.

스트레스와 식욕의 관계

일반적으로 사람들, 적어도 비만인 사람들은 스트레스가 쌓이면 식욕이 증가하여 음식을 더 많이 섭취하게 된다고 생각하기 쉽습니다. 그러나 여러 연구에 따르면, 스트레스와 식욕은 결코 일정한 관련성을 갖고 있지 않다고 합니다.

즉, 스트레스를 받았을 때 식욕이 증가되는 사람들이 있는가 하면, 수적으로 그와 비슷한 정도의 사람들은 스트레스를 받으면 식욕이 감소한다는 것입니다. 물론 스트레스의 종류, 정도, 기간 등에 따라 식욕의 증감 여부나 정도도 달라지게 되며 이러한 현상은 정상인과 마찬가지로 비만인에게서도 나타나는 것으로 알려져 있습니다.

우리도 일상생활에서 스트레스로 살이 빠졌다고 하는 사람들의 이야기가 있는가 하면, 살이 쪘다고 하는 사람들의 경험담도 쉽게 들을 수 있습니다.

일반적으로 급성적이며 강하지만 일시적인 스트레스는 단기적으로 식욕을 현저히 억제하는 경향이 있는 반면, 만성적으로 지속되는 일상적 스트레스는 장기적으로 식욕을 증가시키는 경향이 있다는 견해도 있습니다.

(급성적인) 스트레스 시에는 교감신경의 작용에 따라 소화액 분비 및 위장 운동기능이 감소하므로 결과적으로 덜 먹게 됩니다.

그러나 우리 몸이 만성적으로 스트레스를 받으면 코르티솔이라고 하는 스트레스 호르몬이 분비됩니다. 코르티솔은 특히 복부에서 지방의 생성 및 축적을 증가시키는 것으로 알려져 있으며, 뇌에서 '부신피질자극호르몬유리호르몬'의 분비를 억제함으로써 식욕 증가를 초래하는 것으로도 알려져 있습니다.

이와 같은 스트레스와 식욕의 생리적 관계는 많은 동물실험에서 비교적 일관성 있게 증명되고 있습니다.

그러나 인간의 경우 섭식에 대한 학습경험이나 배고픔에 대한 인지 및 대처 방법에서 개인차가 있으며, 공복감이나 포만감 등과 같은 내적 인자뿐 아니라 시각, 미각, 후각 등과 같은 외적 인자에 따라서도 섭식이 조절됩니다.

또 의식 혹은 무의식적인 식이 제한에 대한 반동 현상으로 참거나 굶주리다 불유쾌한 자극, 즉 스트레스에 따라 탈억제가 유발되면 식욕이 억제되지 않아 평소보다 더 먹게 되는 경향이 발생하기도 합니다. D양과 같이 안 먹다가 한꺼번에 몰아먹는 유형의 경우, 스트레스가 증가되면서 몰아먹을 때 식욕이 더욱더 증대되는 현상을 생각해보면 쉽게 이해가 갈 것입니다.

인간만이 의식적·무의식적인 다이어트(식이 제한)를 한다는 사실을 생각하면 스트레스와 식욕의 관계가 결코 단순하지 않으며 수많은 변수의 영향을 받을 수 있다는 점은 당연한 결과일 것입니다.

비만인의 정신건강 수준

스트레스와 섭식행위가 여러 측면에서 관련성이 있기는 하지만 모든 비만인이 스트레스를 많이 받거나 스트레스에 취약한 것은 아닙니다.

사회적인 일부 편견과 달리 전반적으로 비만인의 정신건강 수준은 비만이 아닌 사람들과 별다른 차이를 보이지 않는다고 합니다.

다소 우울함이나 불안한 성향을 보이기도 하지만 비만이 아닌 사람과 비교하여 유의할 만한 차이가 아니며, 특히 다른 건강상 문제가 있는 환자들과 비교하면 비슷한 수준에 불과합니다.

체중이나 외모에 대한 만족도나 자신감이 낮다고 해서 전체적인 생활만족도나 자아존중감이 낮은 것은 아니라고 합니다.

단지 폭식형 비만인 경우, 복부비만인 경우, 치료를 하기 위해 전문가를 찾는 경우, 체중 변화가 심한 경우 등은 일부에서 다소 정신병리 현상이 발견되기도 합니다.

한편 다이어트가 정신건강에 미치는 영향도 있습니다. 다이어트를 해야 한다고 생각할 때에는 강박감을, 일단 다이어트에 성공했을 때에는 달라진 역할에 대한 심리적 갈등을, 줄어든 체중을 유지할 때에는 부담감을, 체중이 다시 증가할 때에는 좌절감과 우울, 분노 등을 겪을 수 있으며, 이들의 기복이 너무 심하게 되면 정신질환으로까지 진행될 수 있습니다.

물론 정신질환을 진단받을 정도로 격렬한 정신병리 현상을 경험하는 경우는 극소수에 불과하지만, 심하지는 않아도 다소 심리적 문제를 경험하는 경우는 적지 않습니다.

우울증과 비만
비만해서 우울, 우울해서 비만

40대 주부인 L씨는 남편이 사업에 실패한 후 3년간 정신과에서 우울증 치료를 받던 중 최근 몇 년 사이에 15kg 이상 체중이 증가되어 비만클리닉을 방문하였습니다.

그녀는 우울증약 때문에 살이 찐다고 여겨서 1년 전부터 약을 먹다 안 먹다 했으며, 무엇보다 살이 찐 자신의 모습을 볼 때 가장 우울해진다고 합니다.

L씨 본인은 결코 많이 먹지도 살찌는 음식을 먹지도 않는다고 말하며, 활동량도 적고 하는 일도 별로 없는데 항상 피곤하여 하루 10시간 이상 자야만 한다고 하였습니다.

과연 L씨는 비만해서 우울해진 것일까요? 아니면, 우울증 혹은 우울증

치료제 때문에 비만해진 것일까요? 물론 L씨가 우울증을 진단받았을 당시에는 비만이 아니었으므로 우울증의 원인이 비만이었다고 여기기는 어려울 것입니다.

그러나 이후 살이 찌면서 비만으로 우울한 기분이 가속화된 것은 사실일 것입니다. 비록 여러 가지 이론의 여지는 있지만, 대체로 우울과 비만은 밀접한 관련성이 있는 것으로 알려져 있습니다.

우울증의 검사도구로 널리 사용되는 21문항짜리 질문지를 보면 왜 그런지 잘 알 수 있습니다.

'일할 의욕이 없고', '항상 피곤하고', '수면과 식이습관이 현저히 변하고', '심한 체중의 변화가 있다'는 등의 문항에서 우울증은 단지 기분이나 생각의 저하뿐 아니라 정신·운동적인 저하가 동시에 수반되는 상황이라는 점을 알 수 있습니다.

즉, 전반적인 일상활동이 극도로 저하되어 운동에너지 소모가 극소화되며, 자율신경계의 저하 등으로 생리적 에너지 소모(기초대사량) 또한 최소화됩니다.

이와 같이 에너지 소모가 감소하면서도 때로는 수면과 식욕이 증가되거나 심한 기복을 나타내면서 불규칙적이 되기 때문에 결과적으로 체중이 증가되는 경우를 흔히 경험하게 됩니다.

그렇다고 모든 비만인이 정도 차이는 있지만 우울증 환자라거나 우울증 환자가 대부분 비만이라는 것은 아닙니다. 일부 연구에 따르면 비만

■ 우울증의 선별 검사도구

요즘, 나는……	거의 그렇지 않다	가끔 그렇다	자주 그렇다	항상 그렇다
1. 슬프다.	0	1	2	3
2. 앞날에 대해 비관적이다.	0	1	2	3
3. 스스로 실패자라는 느낌이 든다.	0	1	2	3
4. 일상생활에서 만족감을 느끼지 못한다.	0	1	2	3
5. 죄책감을 자주 느낀다.	0	1	2	3
6. 벌받고 있다는 생각이 들 때가 많다.	0	1	2	3
7. 나 자신이 실망스럽다.	0	1	2	3
8. 다른 이보다 못하다는 생각이 든다.	0	1	2	3
9. 자살을 생각한 적이 있다.	0	1	2	3
10. 평소보다 많이 운다.	0	1	2	3
11. 평소보다 화를 자주 낸다.	0	1	2	3
12. 다른 사람들에게 관심이 없다.	0	1	2	3
13. 결정을 내리지 못한다.	0	1	2	3
14. 내 모습이 추하게 보인다.	0	1	2	3
15. 일할 의욕이 없다.	0	1	2	3
16. 잠을 자지 못하거나 지나치게 잠만 자는 등 수면습관이 변했다.	0	1	2	3
17. 쉽게 피곤해진다.	0	1	2	3
18. 식욕이 떨어지거나 지나치게 식욕이 느는 등 식습관이 변했다.	0	1	2	3
19. 몸무게가 줄거나 지나치게 느는 등 체중의 변화가 있다.	0	1	2	3
20. 건강에 대한 걱정이 늘었다.	0	1	2	3
21. 성에 대한 관심을 잃었다.	0	1	2	3
		총		점

■ 판정
·0 ~ 9 : 정상   ·10 ~ 15 : 약한 우울증   ·16 ~ 23 : 중등도 우울증   ·24 이상 : 중한 우울증

인들은 비만이 아닌 사람들에 비해 결코 우울하지도 자존감이 낮지도 않을 뿐 아니라, 심지어 오히려 더 낙천적이며 자족하는 경향이 발견되기도 합니다.

그러나 비만으로 체중 감량을 상담하러 전문가를 찾아오는 사람들 가운데 3분의 1 정도는 다소 우울성향이 있는 것으로 알려져 있으며, 이러한 경우 우울증에 대한 상담과 치료를 병행해야만 체중조절을 효과적으로 수행할 수 있습니다.

물론 자살시도 등이 우려될 만큼 중한 우울증이나 인지장애가 동반된 정신병적 수준의 우울증인 경우에는 비만치료보다 우울증치료가 급선무이기 때문에 정신과적 치료를 받도록 의뢰해야 하지만, 경미한 우울증이거나 일시적이며 원인이 뚜렷한 경우에도 이에 대한 상담이 충분히 병행되어야 합니다.

폭식증과 우울증

폭식 후에 구토 등으로 먹은 것을 제거하는 신경성 폭식증과 달리, 구토가 수반되지는 않고 폭식만이 반복되는 습관성 폭식증은 결국 비만으로 이어지게 됩니다.

음식에 대한 일종의 중독이라고도 볼 수 있는 습관성 폭식증은 비만클

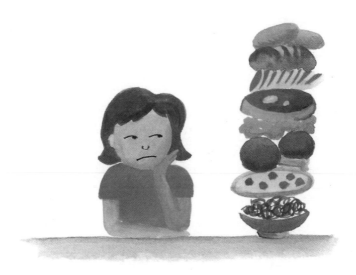

리닉을 방문하는 사람의 약 30%에서 발견된다고 하며, 다음과 같은 특징이 있습니다.

- 반복적으로 대부분 사람들이 먹는 양보다 많은 양의 음식을 폭식합니다(적어도 주 2회 이상의 빈도로 6개월 이상 지속).
- 다음과 같이 식사조절 능력에 문제가 있습니다(다음 5가지 중 적어도 3가지 이상에 해당).
  ① 보통 때보다 대단히 빨리 먹습니다.
  ② 배가 꽉 차서 괴로울 때까지 먹습니다.
  ③ 배가 고프지 않아도 많이 먹습니다.

④ 남이 알까봐 혼자 먹습니다.

⑤ 과식 후 수치심, 죄책감, 우울감을 느낍니다.

- 폭식에 대해 내적으로 심각하게 고민합니다.
- 단, 부적절한 체중조절 행동이 없어야 하며 신경성 폭식증이나 식욕 부진증이 아니어야 합니다.

앞의 진단 기준을 보면, 이와 같은 경험을 한두 번 해보지 않은 사람이 없을 정도로 우리 주변에서 흔히 겪게 되는 일들임을 알 수 있습니다.

특히 뷔페 등에 갔을 때나 업무상 자주 외식과 회식을 하게 되는 직장 인들은 자주 · 빨리 · 많이 · 배고프지 않아도 · 배터지게 먹는 일이 허다 합니다.

그러나 남 모르게 혼자 먹거나 과식 후 심하게 후회한다거나 고민하는 일은 비교적 흔한 일이 아닙니다.

특히 안 먹던 사람이 갑자기 잘 먹게 되어서 폭식하게 되는 경우이거 나 본전이 아까워서 많이 먹는 경우 등에는 이와 같은 후회와 고민이 동 반되지 않을 것이기 때문에 습관성 폭식증의 진단 기준을 너무 많은 사 람에게 광범위하게 적용할 필요는 없습니다.

문제가 되는 것은 음식의 유혹을 잘 이기지 못하는 것이 아니라, 심리 적인 어려움의 일환으로 폭식을 일삼는 것입니다. 그러한 점에서 습관 성 폭식증은 일종의 음식에 대한 중독증으로 여겨지기도 합니다.

비록 음식물이 술이나 담배·향정신성 약물 등과 같이 내성이나 금단 증상 등 생리적 중독증상을 유발하는 물질이라고 볼 수 없으며, 생존하기 위해서는 음식을 완전히 끊을 수도 없지만, 중독의 대표적 증상인 집착·강박적 사용·재발이 나타난다는 점에서 폭식증에는 중독적 특징이 있는 것이 사실입니다.

습관성 폭식증이 있는 비만인은 그렇지 않은 비만인에 비해 우울이나 불안, 신체에 대한 불만족 등 심리적 문제가 더 많으며, 특히 우울증의 빈도가 매우 높습니다.

또 이들은 다이어트의 실패와 시도를 반복하면서 프로그램 초기에 실패하는 경향이 있으며, 그 결과 더욱더 음식과 체중을 조절하는 데 자신 없어 합니다.

반복되는 폭식에 따른 자기 비하감과 우울감이 다시 심리적인 스트레스를 주어 더욱 심한 폭식을 유발하며, 우울증이 악화될 때마다 폭식과 체중 증가가 따라서 나타나기 때문에 반드시 우울증 치료를 병행해야만 합니다.

03

신경성 폭식증
마구 먹고 후회하고, 토하고 또 먹고

———

U양은 30대 초반의 고학력자로 전문직에 종사하는 미혼 직장여성입니다. 그녀는 몇 년 전 결혼을 약속한 남자와 집안의 극심한 반대로 헤어진 후, 대인관계 기피와 부모와의 불화 등으로 심리적 안정을 찾을 수 없었다고 하며, 그동안 체중이 3~4kg 정도 찌면서 고민되기 시작하였다고 합니다.

U양은 체중조절을 위해 먹은 것을 토하기도 하고 얼마간 다이어트도 시도해 보았으나 잘되지 않아 비만클리닉을 방문하게 되었다고 하였습니다.

———

U양의 경우 단순한 습관성 폭식증과 비교하여 '먹은 후 토하는' 제거행동을 한다는 차이가 있습니다.

함께 온 친구의 말로는 직장에 소문이 날 정도로 폭식과 토하는 행동

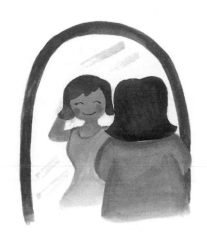

을 심각하게 반복하고 있으나, 본인은 자신의 문제를 별로 심각하게 인식하지 못하고 있었으며, 단지 체중을 좀 줄였으면 좋겠다고만 말하였습니다.

비록 최근에 3~4kg이 늘었다고는 하지만 키 159cm에 몸무게 55kg 정도인 그녀는 결코 비만하게 보이지 않았으며, 그녀 말로는 며칠만 노력해도 1~2kg은 쉽게 줄어들지만, 더 줄이거나 줄인 상태를 유지하지 못하고 자꾸 체중이 는다고 합니다.

그러나 그녀는 다이어트 방법으로 먹은 것을 토해낸다고 처음부터 솔직하게 말하지는 않았습니다.

U양에 대한 심리검사 및 면접을 몇 회에 걸쳐 실시한 결과, 결혼문제로 어머니와 갈등을 겪으면서 우울과 불안 증상이 나타나기 시작했고,

매사에 자신감과 자존감이 극도로 저하되었으며, 내적 억압이 심하고 자아가 약해 평소에는 어머니에게 대들거나 남들에게 짜증을 내지도 못하다가 한꺼번에 욱하고 터뜨리는 성격임을 알 수 있었습니다.

또 그녀는 현재 직장생활에서 일상적인 기존 업무를 수행하는 데에는 아직까지 지장이 없으나, 집중력과 자신감이 떨어져 새로운 일을 추진하거나 새 분야에 대한 학습을 수행하기가 어렵고 잘 이루어지지 않는다고 하였습니다.

다이애나 왕세자비도 걸렸었다고

신경성 폭식증(Bulimia Nervosa)의 기본 특징과 진단 기준은 아래와 같습니다.

- 다음과 같은 특징을 갖는 반복적 폭식이 있습니다.
    ① 일정한 시간 사람들이 대부분 유사한 상황에서 동일한 시간에 먹는 것보다 분명히 많은 양을 먹습니다.
    ② 폭식하는 동안 먹는 것을 자제하는 능력이 결여되어 있습니다.
    예) • 먹는 것을 멈출 수 없으며, 무엇을 또는 얼마나 많이 먹어야 할지를 자제할 수 없다는 느낌

- 스스로 유도한 구토 또는 하제나 이뇨제, 관장약, 기타 약물의 남용 또는 금식이나 과도한 운동과 같은 체중 증가를 억제하기 위한 반복적이고 부적절한 보상행동이 있습니다.
- 폭식과 부적절한 보상행동이 모두 평균적으로 적어도 1주 2회 이상씩, 적어도 3개월 이상 지속되어야 합니다.
- 체형과 체중이 자아 평가에 과도하게 영향을 미칩니다.
- 신경성 식욕부진증이 아니어야 합니다.

앞의 진단기준들을 보면, 앞서 언급한 습관성 폭식증과 달리 폭식에 대한 보상행동이 나타납니다. 따라서 신경성 폭식증에 해당하는 사람은 대부분 체형이 비만하기보단 기껏해야 과체중이거나 심지어 지극히 정상적 내지는 다소 저체중인 경우도 있습니다.

또 하나 흥미로는 사실은 몇 년 전 작고한 다이애나 왕세자비도 한때 신경성 폭식증으로 치료를 받았다고 할 만큼 왕족을 비롯하여 사회경제적 상류층에서 발생하기 쉬운 질병이라는 것입니다.

따라서 우리나라의 경우, 산업화·서구화의 혜택을 누리기 이전 세대는 별로 경험한 적이 없었던 것이, 특히 최근 다이어트를 부추기는 사회적 분위기에 편승하여 젊은 여성들을 중심으로 급격히 증가되고 있는 실정입니다.

그러나 이들은 불행히도 스스로 문제를 인식하고 치료를 받고자 정신과를 찾는 경우가 매우 드뭅니다. U양의 사례에서와 같이 자신에게 심리적 문제가 있다는 것을 자발적으로 인정하지 않으며, 대체로 체중을 조절하기 위해 이 방법 저 방법을 찾다가 비만클리닉에도 방문하는 경우가 많고, 주로 원하는 것도 체중 감량 그 이상도 이하도 아닙니다.

따라서 비만하지도 않은데 살을 빼는 데 몰두한다거나, 체중의 증가와 감소가 계속적으로 반복된다거나, 우울, 충동, 중독 등의 성향을 보이는 경우 등에는 신경성 폭식증을 한번쯤 의심해보고, 주변 친지들에게서도 정보를 수집해보아야 합니다.

또 다이어트를 시도하는 사람들 가운데 처음에는 신경성 폭식증이 아니었으나, 하제나 이뇨제 등과 같은 부적절한 다이어트 방법에 손을 대면서 신경성 폭식증으로 발전하는 경우도 있으므로 반드시 믿을 수 있는 전문가의 지도 아래 적절한 방법만 사용하여 체중조절을 하도록 유도하는 것이 중요합니다.

신경성 식욕부진증(거식증)
브레이크 없는 다이어트의 질주

고등학교 1학년인 C양은 키 162cm에 몸무게 54kg의 정상체형이었습니다.

그런데 약 6개월 전부터 갑자기 살이 쪘다면서 친구들과 함께 다이어트를 하기 시작하였습니다. 그 후 함께하던 친구들은 대부분 실패하거나 포기하였습니다. C양만 한두 달 사이에 50kg까지 체중을 줄였다고 하는데, 그 후 그녀는 이에 만족하지 않고 더욱 살을 빼겠다면서 다이어트를 계속했습니다.

그 결과, 머리카락이 빠지며 입가가 헐고 피부가 거칠어지는 등 이상 증후가 나타나기 시작하였습니다.

체중이 45kg까지 줄어들자 부모님이 크게 걱정하여 병원에 가보자고 하였으나, 본인이 원하지 않아 대신 비만클리닉을 방문하게 되었습니다.

비록 먹는 것과 관련된 문제라는 점에서 유사점이 있기도 하지만, C양은 앞서 언급한 습관성 및 신경성 폭식증과 적어도 두 가지 측면에서 차이를 보입니다.

첫째는 현재 비만도 80%의 저체중 상태를 나타내고 있다는 점이고, 둘째는 폭식 현상이 없다는 것입니다.

C양은 최근 하루 700kcal 이내의 열량을 섭취했으며, 끼니마다 한두 가지 반찬과 밥 몇 수저를 뜨는 정도였습니다. 어머니가 더 먹으라고 성화를 하면 더욱더 화를 내고 먹지 않으려 들었고, 조금이라도 먹고 나면 운동을 하는 등 몸을 많이 움직였습니다.

어머니는 딸이 학업 성적도 중상위권이며 매사에 성취욕구가 강하고 완벽을 추구하는 반면 융통성이 없어서 다이어트도 이처럼 맹목적으로 철저하게 하는 것 같다고 말하였습니다.

카렌 카펜터스도 이 병으로 사망

신경성 식욕부진증(Anorexia Nervosa)의 기본 특징과 진단 기준은 다음과 같습니다.

■ 나이와 키에 비해 최소한의 정상체중 이상 체중을 유지하기를 거부함

니다.

예) 기대되는 체중의 85%보다 적은 체중을 유지하기 위해 체중을 줄이거나 성장기간에 예상되는 체중 증가에 실패하여 기대되는 체중의 85%보다 적은 체중으로 됩니다.

- 체중 미달인데도 체중 증가와 살찌는 것에 공포가 심합니다.
- 자신의 체중이나 체형을 인지하는 데 장애가 있거나, 체중이나 체형이 자기평가에 과도하게 영향을 미치거나, 현재의 심각한 체중 미달 상태를 부인합니다.
- 월경을 하는 여성에서 무월경, 즉 최소 3회 연속적으로 월경 주기가 없습니다.

♣ 세부 유형
- **제한형 :** 규칙적으로 폭식을 하지 않고 하제를 사용하지 않습니다 (즉, 스스로 유도하는 구토 또는 하제, 이뇨제, 관장제의 남용이 없음).
- **폭식 및 하제 사용형 :** 규칙적으로 폭식을 하거나 하제를 사용합니다(즉, 스스로 유도하는 구토 또는 하제, 이뇨제, 관장제 등을 남용).

비록 C양은 어머니가 일찍 발견한 덕에 응급실이나 중환자실 치료를 받지 않을 수 있었지만, 신경성 식욕부진증 환자를 방치할 경우에는 과도한 신체 허약과 근육 소실, 심장 부정맥 등으로 중환자실 치료를 받거나 심지어는 사망에 이르기도 합니다.

1970년대 'Top of the world'란 노래로 인기를 모았던 미국의 팝가수 카렌 카펜터스도 이 병으로 사망하였을 만큼 이 질환은 정신과적인 응급질환으로 적극적인 입원치료가 필요합니다. 이 질환 또한 폭식증과 마찬가지로 서구 산업사회의 중상류층 여성들 사이에서 최근 급격히 증가하고 있습니다.

그러나 이들 또한 폭식증과 마찬가지로 스스로 문제를 인식하고 치료받고자 정신과를 찾는 경우가 매우 드뭅니다. 특히 자신의 판단과 선택이 옳고 적절하다고 믿으며 기본 성격이 강박적·결벽증적이기 때문에 어떤 면에서는 폭식증보다 더욱더 치료에 저항하게 됩니다.

또 다이어트를 시도하여 처음에는 크게 성공한 것처럼 보이는 사람들 가운데 일부는 어느 수준에서 다이어트를 멈추지 못하고 계속하여 나중에는 식욕부진증의 특징을 나타내는 경우도 있습니다. 따라서 반드시 믿을 수 있는 전문가의 지도 아래 적절한 방법만을 사용하여 적정 수준까지만 체중조절을 하는 것이 중요합니다.

왜곡된 신체 이미지

물론 정상과 질병은 양적·질적으로 확연히 구분되는 경계가 있습니다. 따라서 일상생활에서 다소 폭식이나 식욕부진 경향이 있다고 해서 모두 섭식장애 환자라고 여길 수는 없으며, 이러한 점에서 진단기준에 엄밀히 적용되는 경우만 질병으로 간주하게 됩니다.

그러나 최근 급격한 서구화와 산업화의 소용돌이 속에서 우리 사회에는 날로 심각할 정도로 섭식장애를 부추기는 분위기가 형성되고 있습니다. 이제 섭식장애는 일부 정신상태가 이상한 사람들만의 문제가 아니라, 사회 전반의 병리현상으로까지 번지고 있습니다.

최근 대도시 청소년을 대상으로 한 연구조사에 따르면, 남자의 40%와 여자의 55%가 자신의 체중에 불만족하였으며, 보편적으로 희망하는 최종 신체 사이즈가 남자는 신장 180cm에 체중 70kg, 여자는 신장 170cm에 체중 50kg이어서, 여자의 경우 심한 저체중 상태를 이상적인 체형으로 여긴다는 사실을 알 수 있었습니다.

이와 같이 먹는 것이 도처에 풍요롭게 널려 있으면서도 동시에 저체중을 정상으로 생각하고 정상을 비만으로 생각하는 사회 분위기에서는 그만큼 섭식장애가 발생할 확률이 높을 수밖에 없는 환경이 조성되는 것입니다.

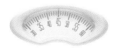

부록

다이어트 이모저모

당뇨에 좋은 음식, 피해야 할 음식

사람들이 다이어트를 하다 보면 역시 가장 어렵게 느끼는 점은 식욕을 억제하기 어렵다는 것이다. 배가 고프면 매 순간 다이어트를 포기하고 싶다는 유혹에 시달리기 마련이다.

라면도 먹고 싶고 밥도 괜히 한 그릇 더 먹고 싶어진다. 평소에 단것을 싫어했는데 배고프다 보니 단것이 더 강하게 당기기도 한다. 그도 그럴 것이 평소와 달리 열량이 적어지자 몸이 뇌에 고열량을 요구하게 되면서 자연히 우리는 그러한 음식을 떠올리게 되는 것이다.

하지만 문제는 우리가 그것을 알맞게 먹기가 어렵다는 점에 있다. 패스트푸드점에서 파는 감자튀김은 기름 범벅이 되어 상상도 하기 어려운 고열량 음식으로 탈바꿈된다. 감자튀김 하나를 시켜 먹으면 가정식으로 제대로 식사한 것과 버금가는 열량을 섭취하게 된다. 그러면서도 정작 영양소는 불균형적이니 우리 몸에 좋을 수 없다.

이처럼 지방의 위험성을 사람들이 충분히 각인하고 있지만, 탄수화물의 경우 '살이 찐다'는 것을 알면서도 탄수화물의 위험성은 그리 심각하게 생각하지 않는 경향이 있다. 매일 밥을 먹고 빵과 라면을 접하다보니 자연스럽게 여기게 된 것일까? 과자나 아이스크림 등 군것질거리에 든 지방이 강조되기 때문일까?

🖐 탄수화물을 과다 섭취하면 비만과 당뇨를 유발할 수 있다

그런데 남아도는 탄수화물은 더는 탄수화물이 아니라 지방과 다를 바 없다면 이해하기가 쉬울 것이다. 즉 지속적으로 탄수화물이 몸속에 들어오면, 인슐린은 혈중의 포도당을 부지런히 당원으로 바꿔서 간과 근육에 저장을 하거나 지방으로 전환시켜서 저장을 한다. 이때 저장창고가 꽉 찼다고 생각하면 인슐린 작용이 떨어지는 인슐린저항성이 생기게 된다.

또한 혈당수치가 상승하게 되면 인체 내에서 이 높아진 혈당을 처리하고자 인슐린을 분비하게 되는데, 이 과정에서 췌장이 감당해야 할 일이 너무 많아져 췌장에 무리가 와서 췌장기능 저하로 이어지게 된다. 그 결과 인슐린 분비가 저하된다.

이렇듯 인슐린저항성이 생기고 인슐린분비도 저하되면 혈당이 높아져서 당뇨가 되고 만다.

당뇨가 생기면 혈액 내의 고혈당이 일종의 독성을 갖게 되어 포도당 독성이 나타난다. 포도당 독성은 몸에 산화물, 노폐물을 생성시키고 이

때문에 전신의 혈관을 망가뜨리는 것이다. 결국 동맥경화증으로 뇌졸중, 심근경색을 유발하고 망막혈관, 신장혈관, 신경까지 망가지게 된다.

🧠 탄수화물 음식에는 어떤 것이 있을까?

따라서 지방 섭취와 함께 탄수화물 섭취에도 늘 신경을 써야 한다. 특히 다이어트를 결심했다면 되도록 피해야 할 음식군의 주 영양분이 지방과 탄수화물이다.

우리가 흔히 아는 탄수화물 음식들로는 흰쌀밥, 흰 설탕, 흰 밀가루 등의 정제식품이 있다. 당지수가 높은 것으로는 백미, 흰 빵, 시리얼, 과자, 감자, 케이크, 떡, 라면, 밀가루 등이 있고, 흰쌀밥의 경우 녹말(전분), 밀가루에 비해 단백질 성분이 많다. 흰 설탕의 경우엔 좁은 의미의 설탕인 슈크로스와 함께 포도당 · 과당 · 맥아당 · 유당 · 갈락토스 등까지도 당류에 포함될 수 있다.

그런가 하면 과일, 과일주스(설탕), 이온음료, 각종 진액(매실 등), 아이스크림 등에도 탄수화물이 함유되어 있다는 사실을 알 필요가 있다. 흔히 과일 하면 탄수화물과는 전혀 상관이 없을 것 같지만, 전혀 그렇지 않다.

혈당지수(Glycemic index, 혈당을 올리는 정도로 쌀밥을 100으로 했을 때 비교수치)로 탄수화물이 특별히 많이 함유되어 있는 과일을 보면, 사과(33), 배(35), 포도(48), 감(48), 귤(50), 참외(51), 수박(53), 복숭아(56) 등 많은 과일에 탄수화물이 함유되어 있다. 다이어트를 효과적으로 하려면 참고해야 한다.

만일 이러한 점을 간과했다가는 과일로 허기를 달래면서 고생한 뒤에도 살이 전혀 빠지지 않아 좌절하는 상황이 벌어질 수도 있다. 그러므로 과일 식단 역시 비만과 당뇨를 관리할 때 반드시 유의해야 한다.

탄수화물에 관한 몇 가지 상식

　탄수화물은 한국인에게 주식인 쌀밥의 주성분이다. 동양문화권과는 떼려야 뗄 수 없는 영양소다. 육류가 아닌 곡물 위주의 식단이 특징이다 보니, 하루 동안 전혀 탄수화물을 섭취하지 않고 지나가는 경우는 매우 드물다고 할 수 있다.

　이와 같은 탄수화물이란 녹말, 셀룰로오스, 포도당 등과 같이 일반적으로 탄소·수소·산소의 세 원소로 이루어져 있는 화합물이다. 생물체의 구성성분이거나 에너지원으로 사용되며, 당류(糖類)·당질(糖質)이라고도 한다.

◉ 탄수화물에 관한 화학적 상식

　탄수화물은 $C_n(H_2O)_m$의 일반식을 가지는데, 이것이 마치 탄소와 물 분자(H_2O)로 이루어져 있는 것처럼 보이기 때문에 탄소의 수화물이라는 뜻에서 탄수화물이라는 이름이 붙었다.

이러한 탄수화물은 화학적으로 볼 때 단당류, 소당류, 다당류로 분류된다.

우선 단당류는 한 개의 분자가 가지는 탄소의 수에 따라 다시 삼탄당 (트리오스)부터 칠탄당(헵토스)까지 나누어 볼 수 있다. 우리가 흔히 알고 있는 포도당(글루코오스)은 녹말을 형성하는 기본 단위로, 탄소수가 여섯 개이기 때문에 6탄당(헥소스)이라 불린다. 6탄당에는 포도당, 과당, 갈락토오스, 락토오스 등이 있으며, 핵산의 성분이 되는 5탄당에 리보오스, 디옥시리보오스 등이 있다.

그런가 하면 몇 개의 단당류가 글리코시드 결합을 통해 연결된 경우가 있는데, 이를 소당류라고 칭한다. 단당류가 2개 결합한 것을 이당류라고 하며, 3개가 결합한 것을 삼당류, 4개가 결합한 것을 사당류라 부른다. 슈크로스라고 알려진 설탕이나 말토스 등은 이당류에 속한다.

다당류는 수없이 많은 단당류가 글리코시드 결합으로 연결된 것으로, 분자량은 수천에서 100만을 넘는 것도 있다.

🧠 탄수화물에 관한 생물학적 상식

생물체에서 구조를 유지하는 데 사용되는 탄수화물은 모두 다당류다. 식물의 세포벽을 만드는 셀룰로오스 , 곤충의 외피(外皮)를 만드는 키틴,

동물의 연골이나 힘줄[腱]의 성분인 황산콘드로이틴류 등이 모두 다당류에 속한다.

또한 탄수화물은 생명체에게 에너지원으로 중요한 역할을 한다. 지방과 단백질과 함께 가장 중요한 영양분이라고 할 수 있다. 녹색식물의 경우 광합성을 통해 단당류인 글루코오스(포도당)를 합성하여, 이것을 다당류인 녹말로 합성하여 저장한다. 동물의 경우엔 직접 광합성을 할 수 없고 탄수화물을 다른 방식으로도 합성하지 못하기 때문에, 다른 식물을 섭취함으로써 탄수화물을 흡수한다.

💡 탄수화물 중독

이때 탄수화물을 지나치게 많이 찾게 되는 문제가 발생하기도 한다. 흔히 단순한 식탐으로 치부하지만, 모든 병의 근원이 될 수 있는 나쁜 습관이다. 무절제한 식탐으로 탄수화물을 과다 섭취할 경우 비만과 당뇨와 같은 생활습관병으로 이어질 수 있기 때문이다.

즉 탄수화물을 섭취하여 혈당이 올라가면 뒤이어 인슐린이 분비되고, 인슐린이 혈당을 낮추기 때문에 저혈당 증세를 느낄 수 있다. 그러면 신경이 예민해지고 무기력해지는 느낌이 생기기도 한다. 결국 다시 허기를 느끼고 탄수화물을 과다하게 섭취하는 악순환을 하게 되는 것이다.

특히 포도당을 주 에너지로 사용하는 뇌는 단맛이 강한 음식을 먹으면

쾌감을 느끼는 부위가 활성화되고, 도파민이라는 신경전달물질을 분비하게 되어 다시 단것을 찾게 된다.

스트레스를 받으면 배고파진다는 속설

흔히 스트레스를 받아서 많이 먹게 되고 결국 살이 찐다는 속설이 있다. 그런데 이것은 터무니없는 낭설이 아니다. 즉 스트레스를 받으면 카테콜아민, 글루카곤, 코르티솔, 성장호르몬이 분비되어 혈당을 높이려고 한다. 신체 내에서 글리코겐(당원) 분해, 포도당 신생성(포도당을 다른 아미노산이나 지방을 이용해서 만들어 내는 것)을 유도하면서 외부에서 포도당 공급을 늘리려고 한다. 결과적으로 탄수화물 섭취 욕구가 생기게 된다.

탄수화물중독을 의심할 수 있는
나쁜 식습관은?

혹시 아침에 밥보다 빵을 먹는가? 밥 먹은 후 또 빵이나 과자를 먹지는 않는가? 힘들 때마다 당이 떨어진다며 초콜릿이나 단 음식을 찾는 버릇은? 배가 불러도 눈에 보이면 계속 먹는 습관이 있지는 않나?

만일 다음에 제시하는 10가지 중 5가지 이상 해당된다면 탄수화물 중독이라고 진단 내릴 수 있다.

1) 밥을 먹은 지 오래되지 않았는데 배가 고프다.

2) 식사를 충분히 하고 배가 부른데도 단것이 당긴다.

3) 평소 식사시간보다 조금만 늦어져도 초조함이 느껴진다.

4) 체중감량을 했는데도 다시 살이 쉽게 찐다.

5) 습관적으로 탄수화물을 먹게 된다.

6) 스트레스를 많이 받으면 단 음식이 당긴다.

7) 배가 고프면 산만해지고 짜증이 난다.

8) 평소 인스턴트, 패스트푸드를 즐겨먹는다.

9) 자기 전 문득 떡, 케이크 등의 당분이 많은 음식이 떠오른다.

10) 배가 부름을 쉽게 느끼지 못하고, 느끼더라도 계속 먹게 된다.

탄수화물 중독이라고 판단된다면, 결국 가장 좋은 해결방법은 식이요법이다. 식이요법으로는 우선 정제된 탄수화물과 복합탄수화물을 구별할 줄 알아야 하고, 탄수화물보다는 단백질 위주로 섭취하는 것이 좋다. 단백질 위주의 음식을 먹을 때 탄수화물 위주의 음식보다 포만감을 더 느낄 수 있기 때문이다. 포만감을 느끼면 더 먹고 싶다는 욕구가 줄어들고 자연히 과식을 자제할 수 있다.

식사를 규칙적으로 하며 잡곡밥으로 탄수화물을 섭취하는 것도 권장한다. 당분이 많은 탄수화물인 백미, 흰 빵, 시리얼, 과자, 감자, 케이크, 떡 등의 음식들은 삼가고, 섬유소가 제거된 주스보다 과일을 섭취하는 것이 좋다.

당지수가 낮은 식품(포도당 50gdmL GI 100, 흰 빵 50gdms 70)도 추천할 만하다. 이러한 음식으로는 현미, 오트밀, 고구마, 보리, 채소, 호밀, 버섯, 해조류, 콩, 견과류, 육류, 생선, 유제품, 달걀 등이 있다.

다이어트에 좋은 음식

탄수화물이 함유된 음식은 인체에 꼭 필요하면서도 반드시 잘 조절해야 한다. 특히 다이어트를 할 때는 탄수화물과 지방을 얼마나 잘 통제하느냐에 따라 성패가 갈린다. 그래서 다이어트를 하는 사람들에게 탄수화물이 함유된 음식은 꼭 먹어야 하면서도 반드시 참아야 하는, 피를 말리는 대상이 되고 만다.

그런가 하면 다이어트에 좋은 음식도 있다. 대개 영양의 면이나 허기를 달래는 데 안성맞춤인 음식들이다.

① 토마토와 오이

토마토와 오이는 비타민 C가 풍부하다. 또한 소화가 잘되며 위에 부담을 주지 않아 다이어트 야채로 좋다. 칼로리는 낮고 포만감은 높기 때문에 허기를 달래는 데 효과적이다.

② 청국장

정장효과(대장운동을 좋게 해주는 효과)가 뛰어나 설사와 변비를 개선해주며 신진대사를 촉진해준다. 사포닌과 레시틴이 콜레스테롤 성분을 흡수하고 배출하여 다이어트에 효과적이다.

③ 사과

포만감이 높을 뿐 아니라 오래 지속된다. 식이섬유가 풍부해 배변활동을 도와 변비와 설사에 효과적이다. 하지만 많이 먹으면 안 된다.

④ 감자

고구마에 비해 당이 적고 수분과 칼슘, 인 등의 무기질이 풍부하여 다이어트 식품으로 효과적이다. 다만 많이 먹는 것은 피해야 한다.

⑤ 버섯류

고대 그리스와 로마에서는 버섯을 신의 식품이라고 여길 만큼 높이 평가했다. 중국인들 역시 불로장생을 위한 좋은 약으로 쳤으며, 과학적으로 봐도 버섯은 매우 좋은 음식이다.

특히 버팔로대 연구진은 "버섯을 먹는 것만으로도 몸무게를 빼고 운동을 하려는 사람들에게 이득이 될 수 있다"는 사실을 밝혀냈다. 버섯에 함유된 식물영양소 파이토뉴트리언트와 항산화물질인 에르고티오네인이

조직 손상을 막아주고 30분 내로 혈당을 조절해주기 때문이다.

다만 식용버섯, 약용버섯 그리고 독버섯이 있는데 독버섯은 가려내야
한다.

⑥ 두부

고단백, 저칼로리, 불포화 지방산으로 건강에도, 다이어트에도 좋은
식품이다.

⑦ 다시마

이뇨작용을 촉진한다. 또한 저칼로리에 붓기를 제거해준다. 섬유질이
많아서 포만감이 높아 다이어트에 좋다.

⑧ 단호박

카로틴이 풍부하고 소화 흡수가 잘되며 섬유질이 많아 변비 예방에도
효과적이다.

⑨ 스피루리나

35억 년 전 최초의 광합성 능력을 가지고 태어난 미생물로, '사이노박
테리아'에 속하는 나선형의 세균이다. 모든 먹이사슬의 기초로 알려져
있다. 생명체에 필요한 영양소 성분을 스스로 합성하는 특이한 생물이

기도 하다. 이소류신, 류신, 리신, 페닐알라닌, 메티오닌, 트레오닌, 트립토판, 바린 등의 8가지 필수아미노산을 균형 있게 함유하고 있으며, 남조류의 일종으로 지구에서 가장 오래된 조류라고 알려져 있다.

당질/지질, 식이섬유, 비타민 30여 종류, 미네랄 16종류 등 60가지가 넘는 영양소를 함유하고 있는데, 생명유지에 필요하다고 알려진 영양소 49종이 모두 들어 있다. 즉 8종의 단백질, 13종의 비타민, 14종의 미네랄 엽록소, 감마리놀레닉산(GLA), 항산화제 SOD, 다당류, 섬유질 등의 영양원소가 균형 있게 함유되었고, 100g 중에 60~70%가량의 단백질을 함유하고 있어 단백질 함량이 매우 높다. 따라서 인류에게 좋은 세균인 셈이다.

그러다 보니 슈퍼푸드로 불리며 미래의 완전식품으로 주목받고 있다. 식량 부족 시 대체자원으로 검토되고 있으며, 나사(NASA)에서는 우주인 식품으로 관심을 보이고 있다.

⑩ 그 외

흰살코기(소고기, 돼지고기, 닭고기), 등푸른생선, 흰살생선, 삶은 달걀, 달걀찜 등이 고단백, 저열량이면서 균형 잡힌 영양소를 공급하는 음식으로 꼽힌다.

요즘 유행하는 해독주스와 저염식 다이어트 어때요?

다이어트를 하려는 사람들을 보다 보면 답을 너무 쉽게 얻으려 한다는 생각이 든다. 예를 들어 며칠 만에 성공하는 다이어트, 특정 음식을 먹으면서 성공하는 다이어트 등 간결하고 단순해 보이는 성공에 더 크게 끌리는 듯하다.

그러다 보면 완전한 오답이라고 할 순 없지만 때로는 과도한 유행 탓에 그 의미가 포장되는 다이어트 방법도 있게 된다. 그런가 하면 다이어트뿐 아니라 건강 자체에도 도움을 주는 좋은 사례도 있다.

여기서는 대중에게 특히 관심을 받는 '해독주스'와 '저염식'을 이용한 두 유형의 다이어트 상식을 소개하려고 한다.

1. 해독주스, 만병통치약이 아니다

결론은 너무 믿지 말라는 것이다. 틀린 정보는 아니더라도 마치 해독주스가 모든 것을 해결해줄 것이라고 맹신하는 것은 경계해야 한다. 과일에 들어 있는 당분 탓에 다이어트를 해놓고도 오히려 비만을 유발할 수 있다.

다만 다이어트할 때 보조적으로 먹는 것은 좋다. 포만감을 주어서 음식물 섭취를 줄이는 효과가 있기 때문이다. 섬유 성분을 생으로 먹는 것보다 더 많은 양을 먹을 수 있고 미네랄과 비타민이 들어 있어 좋지만, 단백질에 있는 필수 아미노산 성분이 없기 때문에 식사대용으로 할 수는 없다.

그렇다면 간식으로 알맞은 해독주스를 만드는 과정을 알아보자.

해독주스는 양배추, 당근, 브로콜리, 토마토 각각 100g을 넣고 사과, 바나나 각각 200g 등을 섞어 만들면 된다. 채소류는 알맞게 썰어 잠길 정도로 물을 붓고 10~15분간 삶는다. 그리고 삶아놓은 물과 채소를 식혀놨다가 마시기 전에 사과와 바나나를 갈아 넣고 마시면 된다.

해독주스의 주재료가 채소와 과일이다 보니 풍부한 미네랄, 식이섬유 그리고 비타민 등을 섭취할 수 있다. 매일 일정량의 채소와 과일을 섭취하면 건강에 이로운 것이 분명하다.

또한 채소류와 과일류의 재료를 갈아 만들다 보니 섬유 성분의 흡수율도 높다. 그냥 먹는 것보다 섬유소의 소화흡수 효율이 훨씬 높다고 할 수 있다.

2. 짠 음식은 가급적 피하자

흔히 알려졌듯이 짠 음식이 건강에 나쁘다는 정보는 맞는 편이다. 최근엔 어떻게 하면 소금에 함유된 나트륨을 덜 섭취할 수 있는지 활발히 논의하기도 한다. 그럼에도 소금을 줄이는 식습관은 의외로 쉽지가 않다. 소금이 식욕을 돋우기 때문이다. 즉 소금의 주류인 나트륨을 많이 섭취하면 몸속의 소화액 분비가 활발해진다.

한국 음식에는 짭조름한 음식이 많은데, 비단 한국뿐이 아니라 동서고금을 막론하고 고대 시대부터 소금은 음식 맛을 내는 데 아주 중요한 재료였다. 심지어 고대 로마 시대에는 소금을 월급으로 주었다고 한다. 라틴어로 '소금(sal)'을 지급한다는 뜻의 '살라리움(Salarium)'에서 월급을 뜻하는 '샐러리(Salary)'가 나왔다고 하니, 소금의 중요성을 미루어 짐작할 수 있다.

이처럼 인류의 사랑을 받는 음식재료인 소금을 넣으면 음식 맛이 확 달라진다. 밥 도둑이란 말이 있듯이 짠 음식을 먹으면 더불어 음식을 많이 먹게 된다.

즉, 나트륨을 많이 섭취하면 식욕을 느끼는 호르몬인 그렐린의 분비가 활발해진다. 또한 식욕을 억제하는 호르몬인 렙틴의 분비가 감소한다. 입맛도 일종의 중독이기 때문에 마치 약물 중독자가 점점 더 강한 약을 탐하듯 짠맛에 길들여진 사람은 점점 더 짜게 음식을 먹게 된다. 그러면 자칫 건강을 해치게 된다.

그러다 보니 저염식의 습관에 관심을 보이게 되었다. 특히 현대인들에게 '저염식'은 유행처럼 번지는 익숙한 표현이다. 웬만한 웰빙 코드와 붙이면 무난하게 말이 되는데, 저염식 다이어트 역시 마찬가지다.

저염식 다이어트란 나트륨의 양을 줄여 하루에 소금을 5g 이하로 섭취하는 것을 일컫는다. 사실 한국인들은 평소에 소금이 직접적으로 들어가지 않아도 간장이나 고추장, 된장으로도 넘치는 양의 나트륨을 섭취하고 있다. 절임, 젓갈 등 숙성된 음식에도 염분이 많다. 우리가 흔히 먹는 김치만으로도 하루 염분의 30% 정도를 섭취하게 된다. 이토록 충분히 염분을 섭취하지만 오히려 이것에 익숙해져 소금을 넣지 않으면 싱거워서 음식을 잘 먹지 못하게 된다. 국을 먹으면서 간이 맞지 않아 계속 소금을 치는 경우가 있다면 잘못된 식습관을 의심해보아야 한다.

물론 고염식 음식에 적응되어 있는 입맛을 하루아침에 바꾸기는 어렵다. 그럼에도 분명하게 답은 나와 있다. 나트륨을 많이 섭취하면 건강에 해롭기 때문에 되도록 줄여나갈 수 있는 습관을 들이는 것이 무엇보다 중요하다.

이를 위해 다음과 같은 조리 방법과 식습관을 지니는 것이 좋다.

1. 국물요리를 할 때는 다시마나 멸치 등을 우려낸 육수를 사용한다.

2. 국이나 찌개에 들어가는 채소 양을 두 배로 늘린다.

3. 나트륨 배출을 돕는 칼륨이 풍부한 해조류, 채소, 과일 등을 자주 먹는다.

4. 마늘, 대파, 깻잎, 허브, 청양고추 등 다양한 향미채소와 향신료를 사용한다.

5. 가공식품이나 패스트푸드 섭취를 줄인다.

다만 너무 심하게 저염식 다이어트를 하면 저염식 자체에 거부감을 느낄 수도 있다. 맛있게 음식을 먹으려고 하는데 아무 맛도 느낄 수 없는 재료를 씹고 있다면 만족감이 떨어질 수밖에 없을 것이다. 그러니 처음부터 저염식을 너무 강하게 하지 말고 조금씩 저염식에 입맛이 익숙해지도록 단계적으로 습관을 들이는 것이 좋다. 저염식 다이어트는 살을 빼는 것과 함께 건강을 지키는 데도 좋은 습관이라고 할 수 있다.

이런 다이어트 주스는 어때요?

일명 청춘주스

탄수화물 흡수를 줄이고 신선한 비타민과 무기질을 공급해 근육에
좋다.

■ 재료

① 사과 1/4, 배 1/4, 토마토 1/3, 오렌지 1/4, 가지 1/4

② 우유 150cc, 요구르트 50cc

③ 닭가슴살 50g, 참치 1/2캔

■ 장점

① 비만 치료는 체중감량이 목적이 아니라 체지방량을 줄이고 근
   육량을 늘리는 것이다. 따라서 근육 생성에 필요한 단백질(닭
   가슴살과 참치)을 보충해주어야 한다. 단백질(특히 필수 아미
   노산)이 부족하면 면역력이 떨어지고 오히려 허기가 심해질 수
   있다.

② 식사량이 줄기 때문에 비타민, 무기질을 보충해주어야 한다.

③ 골다공증을 예방하기 위하여 신선한 과일과 더불어 우유와 요
   구르트를 섭취해 칼슘을 보충해준다.

④ 색깔이 있는 과일과 채소에는 항산화작용이 있는 식물화학물질(phyo-chemical, 식물체에서 유래된 물질로서 일반적으로 영양소로 작용하지는 않으나 생리활성을 나타내는 화합물)이 다량으로 들어 있으니 빨강, 노랑, 주홍, 보라색 등이 골고루 들어가는 조합으로 먹는다.

⑤ 체중이 많이 빠지게 되면 필연적으로 근육 소실이 동반된다. 또한 소실된 근육은 쉽게 복구가 되지 않는다. 특히 중년 이상의 나이가 많은 분들은 과도한 체중 감량 탓에 근육통, 관절염, 디스크, 골다공증 등 근육과 뼈의 손실이 올 수 있기 때문에 단백질과 비타민을 공급해주어야 한다. 그런 근육을 강화해줄 수 있는 다이어트가 되어야 한다.

⑥ 다이어트가 목적이 아니더라도 육류를 싫어하고 탄수화물을 과도하게 섭취하는 분들이나 성장기 아이들, 활동량이 많은 저체중 성인, 단백질 섭취가 부족한 사람들에게도 도움이 될 것이다.

유용한 다이어트 상식 12가지

1. 빼기 쉬운 지방과 빼기 힘든 지방이 있다는데…

쉽게 살을 빼는 사람이 있고, 그렇지 못한 사람이 있기 때문에 마치 빼기 쉬운 지방과 빼기 힘든 지방이 따로 있다고 여기는 경우가 많다.

하지만 여러 요인이 있기 때문에 빼기 쉬운 살과 빼기 어려운 살이 따로 있다는 숙명론으로 단순화하기는 어렵다. 예를 들어 각기 사용 방법, 성격, 노력한 정도 등이 다르기 때문일 수 있고, 유전적으로 기초대사량이 다르기 때문일 수 있다. 또한 활동에 따른 에너지 소모의 효율성이 다르기 때문일 수도 있다.

그런가 하면 어렸을 때부터 비만인 경우, 다이어트와 요요현상이 여러 번 반복된 경우, 임신과 출산으로 급격히 살이 찐 경우, 비만이 장기적으로 지속된 경우 등에는 체중을 감량하는 데 시간과 노력이 훨씬 더 많이 들게 된다.

단순히 과식을 해서 단기간에 살이 찐 사람과는 다른 것이다. 따라서 위의 몇 가지 경우에 해당되는 사람은 상대적으로 빼기 힘든 지방을 가지고 있다고 할 수 있다.

2. 다이어트 시기에도 아침은 반드시 먹어야 하나요?

일부 다이어트 관련 서적에서는 '아침은 거르고 저녁은 맘대로 먹는다. 알코올도 OK'라는, 그야말로 눈이 번쩍 뜨일 만한 방법을 제시하고 있다.

반면 금식 기간이 길어질 경우 에너지 대사량이 감소하게 된다는 이유를 들어 끼니, 특히 아침을 거르지 말아야 한다는 더 보편적인 주장도 있다.

언뜻 매우 상반된 것처럼 보이는 이들 주장에는 근본적으로 중요한 공통점이 있다. 즉 어떤 다이어트를 하든지 하루 총칼로리 섭취량을 줄여야 한다는 것은 같다.

아침을 거르는 다이어트법은 하루 중 아침에 먹는 양인 약 400kcal 정도를 줄이고 그 이후 폭식만 하지 않는다면 결국 하루 총칼로리 섭취가 그만큼 감소하는 효과를 기대할 수 있다는 논리다. 복잡한 칼로리 계산이나 식사량 배분에 신경을 쓰지 않아도 되기 때문에 누구나 간편하게 실천할 수 있다는 것이다.

반면 아침을 꼭 먹어야 한다는 다이어트법을 주장하는 사람들은 '한 끼라도 굶으면 아무래도 그 이후에 먹는 양이 늘게 되고, 먹은 것의 흡수율도 증가하기 때문에 총량을 적절하게 배분하는 균형식이 더 효과적'이라고 설명한다.

심지어 왕성한 활동에 필요한 에너지를 공급한다는 측면에서 아침을 거르기는커녕 세 끼 가운데 가장 많이 섭취해야 한다는 이론을 펴는 경우도 있다.

그러나 이론과 실제는 꽤 다른 것이 현실이다. 과반수의 학생과 직장인이 수시로 아침을 거르는 상황에서 아침을 지나치게 강조한다면 오히려 일반인들이 다이어트에 접근하는 것조차 어렵게 만들 수 있다. 그렇다고 무조건 현실적 편리성을 내세워 이론에도 맞지 않게 아침을 거르라고 장려하는 것도 문제가 아닐 수 없다.

따라서 아침을 적지만 알차고 간편하게 먹는 것이 현실적으로 가장 합리적으로 보인다. 예를 들어 우유에 과일 몇 쪽을 먹는다든지, 식빵 한 조각에 과일주스 한 잔을 먹는다든지, 우유에 시리얼 한 줌을 넣어 먹는다든지 하는 것이다.

이럴 때 대체로 200kcal 정도의 적은 열량으로도 탄수화물, 단백질, 지방, 비타민, 칼슘 등을 골고루 섭취하면서 동시에 간편하고 부담 없이 식사를 끝낼 수 있다.

3. 적게 먹는 것과 많이 움직이는 것 가운데 어느 것이 더 중요한가요?

식이요법과 운동은 어떤 체중 조절 프로그램에서나 근간이 되는 중요한 요소들이다. 따라서 식이요법만으로, 혹은 운동만으로 살을 빼는 것보다는 이 두 가지를 병행하는 것이 훨씬 더 효과적이다. 단지, 두 가지 방법 가운데 어느 것이 더 중요한지는 체중 조절의 단계와 목표에 따라 다르다.

운동은 식이요법에 비해 단기간에 체중을 감량하는 효과가 작으며 장기적으로 체중을 유지하는 효과가 더 크기 때문에 초기 감량 단계에서는 식이요법이 더 중요하다. 특히 단기간에(1주일에 1kg 이상) 체중을 감량하려면 식이요법은 필수적이다.

반면 장기적인 체중 유지 단계에서는 운동이 중요하다. 특히 완만한 체중 감량(한 달에 1~2kg 이내)을 원한다거나 체중이 다시 증가하는 것을 방지하려면 운동은 필수적이다.

그러나 어느 쪽에 비중을 두느냐 하는 문제가 있을 뿐, 아무리 용한 재주가 있더라도 식이요법만으로 혹은 운동만으로는 근본적으로 체중 감량에 성공할 수 없다.

다이어트 초기(약 한 달)에는 비교적 철저한 식이요법을 위주로 하면서 강도가 낮은 운동을 병행하다가, 그 이후부터는 식이 섭취를 조금 늘리면서 한층 가벼워진 몸으로 운동 강도를 높이고 시간을 좀 더 늘리는 것이 가장 효과적이다.

4. 채식만 하면 비만을 예방할 수 있을까요?

최근 육류와 지방이 성인병의 원인으로 알려지면서 유기농 식품과 채식에 대한 선호도가 날로 높아지고 있다. 무공해 채식으로 식단을 바꾸면 혈압과 혈당이 떨어지고, 소화 장애와 변비도 사라지며, 집중력과 학습 능력도 증대된다는 믿음이 널리 확산되면서 비만 예방과 체중 감량에도 채식이 효과적일 것이라고 생각하는 사람이 적지 않다.

물론 채식은 육식에 비해 여러 장점과 이점이 있다. 그러나 식물성 식품만 섭취한다고 해서 과연 살이 빠질지는 곰곰이 따져볼 필요가 있다. 무엇보다도 식물성 식품의 대명사인 곡류는 과다하게 섭취하면 비만을 초래하는 식품 가운데 하나다.

과일도 필요 이상으로 많이 먹으면 비만에 영향을 줄 수 있다. 채소류도 조리할 때 튀기거나 볶는 과정에서 기름진 소스로 버무리면 얼마든지 고칼로리 식품으로 탈바꿈할 수 있다. 두부나 된장 같은 콩으로 만든 식물성 단백질 식품도 마찬가지여서 조리법에 따라 다이어트에 도움이 되기도 하고, 그 반대가 되기도 한다.

절에서 채식만으로 생활하는 스님들 가운데도 비만이 있는 것을 보면 채식이 곧 다이어트를 의미하지는 않는다는 점을 이해할 수 있을 것이다.

심지어 지나친 채식이나 불균형적인 채식은 다이어트에 해로울 수도 있다. 예를 들어 어떤 사람이 끼니마다 밥과 채소국 그리고 김치와 나물만 먹는다고 가정해보자.

이 경우 비록 식물성이나마 단백질과 지방을 전혀 섭취하지 못하게 되고 각종 비타민과 미네랄도 부족해질 수 있어 다이어트에 도움이 되기는커녕 영양 불균형을 초래하기 쉽다.

게다가 국이나 반찬을 짜게 먹는다면 문제는 더욱 심각해질 수 있으며 성인병의 예방과 관리에 도움이 되기보다 해가 될 수 있다. 특히 이와 같은 불균형적인 채식은 아동과 청소년의 경우 성장 발달에 장애를 초래할 수 있다. 가임기 여성의 경우 임신과 출산에 불리한 영향을 미칠 수 있는 것으로 알려져 있다.

채식이냐 육식이냐 하는 단순한 논리보다 질적으로 다양한 식품을 적당량 섭취하되, 각자가 처한 상황에 맞게 응용하는 것이 중요하다. 즉 평소에 육식을 너무 많이 하는 경우에는 일부를 채식으로 전환하고자 하는 노력이 필요하고, 너무 채식으로 치우친 경우에는 반대로 육식으로 전환하는 변화가 필요하다.

그리고 다이어트 기간에는 동물성이든 식물성이든 간에 지방질(기름기)을 철저히 제한하고 곡류를 적절히 제한하는 관리가 필수적이다.

5. 흡연하면 살이 빠지고, 금연하면 살이 찌나요?

일부 흡연자들, 특히 여성 흡연자들 가운데는 흡연을 하면 살이 빠지고 금연을 하면 살이 찌기 때문에 흡연이 다이어트에 도움이 된다고 생각하는 경우가 있다. 물론 담배의 주요 성분 가운데 하나인 니코틴은 중추신경과 교감신경 흥분제로 알려져 있다. 따라서 흡연을 하면 에너지 대사율이 높아져서 전반적으로 체중이 감소한다. 또한 흡연자가 금연을 하면 에너지 대사율이 정상화되고, 니코틴 의존과 중독 현상을 대체하려는 몸의 작용으로 식욕이 증가하는 경향이 있어 흔히 10% 전후로 체중이 증가한다.

그러나 체중을 감량할 때 우리가 감량해야 할 것은 체중 자체가 아니라 체지방 성분이다. 흡연은 체중의 증감 여부와 상관없이 체지방, 특히 복부지방의 비율을 높이는 것으로 알려져 있다. 따라서 상대적으로 제지방 성분(근육, 골격 등)의 비율은 낮아지게 되는데, 구체적으로 흡연은 근육 위축과 근력 저하, 골다공증을 유발한다.

그뿐만 아니라 흡연은 총콜레스테롤을 저하시켜 혈관의 동맥경화성 변화를 가속화하며 혈압을 높여 심장에 부담을 가중한다. 체지방 성분이 증가하며 근골격이 위축되므로 비록 체중이 줄어든다고 해도 날씬하고 보기 좋게 변하는 것이 아니기 때문에 미용상으로도 전혀 이득이 없다. 한마디로 흡연으로 체중을 감량하려는 것은 상처뿐인 영광이요, 빛 좋은 개살구에 불과하다.

　필자는 금연 후 체중 증가를 걱정하는 분들에게 다음 두 가지 사항을 권하고 싶다. 첫째는 금연 후 음식 말고 운동에 몰두하라는 것이고, 둘째는 금연과 다이어트 프로그램을 상호 연계하여 실행하라는 것이다.

6. 다시 찌지 않으려면 평생 적게 먹어야만 하나요?

　'지옥 같은 다이어트에 간신히 성공했다. 그런데 앞으로도 이렇게 지옥같이 살라는 것이냐?' 다이어트 끝에 이렇게 푸념하는 사람들이 있다. 다이어트를 시행하는 동안에도 '앞으로 내내 이렇게 괴로운 나날을 보내야 한다면 차라리 먹고 찐 채로 살아야겠다'며 주저앉는 사람들이 있다. 대체로 이러한 좌절감을 겪는 사람들은 대부분 극도의 저열량(하루 800kcal 이하) 식이요법이나 단식에 가까운 절식(하루 300kcal 이하)을 시행한다.

　이와 같이 이를 악물고 벌 받는 심정으로 다이어트를 할 경우, 이후 감량된 체중을 유지하는 데 지극히 부정적인 영향을 미친다. 아무리 '모로 가도 서울만 가면 된다'고 해도 가는 과정 또한 즐겁고 보람차야 한다. 그뿐만 아니라 심적으로 고생스러운 만큼 생리적으로도 에너지 대사율이 크게 감소하여 정도 차이는 있어도 사실상 평생 적게 먹을 수밖에 없는 처지가 되고 만다.

안타까운 일이다.

다이어트하기가 쉽지 않고 어느 정도 고생을 감수해야 하는 것은 사실이지만, 다시는 다이어트를 되풀이하고 싶지 않다는 기피증을 불러일으킬 정도로 고생스러워서는 안 된다고 생각한다. 목표로 한 체중에 도달한 이후의 유지 기간 역시 마찬가지다. 특히 다이어트를 실시하는 기간은 몇 개월 정도로 짧을 수 있지만, 유지하는 기간은 평생이다. 그 때문에 다음과 같은 점들을 늘 유의해야 한다.

첫째 다이어트 시기가 끝난 후에는 식이 섭취량을 단계적으로 서서히 늘린다(예: 다이어트 기간에 800kcal를 섭취했다면, 이후 처음 2주 동안에는 1,000kcal, 다음 2주 동안에는 1,200kcal, 그 이후에는 1,500kcal로 각각 늘린다). 허기진 상태에서 빠른 식이 섭취 증가는 급격한 체중 증가의 원인이 되기 때문이다.

둘째 평소에 성별·연령별 1일 에너지 권장량보다 10~20% 적게 섭취하도록 주의한다(예: 30대 보통 체격의 여성인 경우 에너지 권장량은 2,000kcal인데 그보다 적은 1,500~1,800kcal 정도가 적당하다). 다이어트하는 바람에 기초대사량이 감소하였고, 대도시 거주자들은 일상생활에서 활동 강도가 워낙 낮기 때문이다.

셋째 운동을 결코 중단해서는 안 된다. 적어도 1주일에 3회 정도
는 운동해야 한다. 다이어트로 몸이 한층 가벼워졌고 그동
안 규칙적으로 운동했기 때문에 적응되어 운동이 부담스럽
지 않을 것이다.

넷째 체중이 3kg 정도 늘면 다시 1~2주간 단기 다이어트 프로그
램을 시행하여 원래 체중으로 복귀시킨다. 그 이상 체중이
증가하면 단기적으로 체중 감량을 할 수 없기 때문이다.

7. 다이어트만 시작했다 하면 감기몸살로 고생하는데……

마음만 먹고 의지력만 있으면 별다른 지식이나 사전 준비, 보조제나
전문가의 조언 없이도 얼마든지 체중을 줄일 수 있다고 생각하는 경우가
있다. 그러나 일단 다이어트를 시작하면 누구나 의지가 약해지고 마음
이 흔들린다. 당장에라도 포기하고 싶은 유혹을 경험하게 된다. 그뿐이
아니다.

심리적 고통보다 더 참을 수 없는 것이 생리적 고통이다. 특히 평소에
놀고 먹던 사람이 아니라면 당장 일상 업무나 가사 노동을 수행하는 데
어려움을 겪는다. 기운이 빠지고 어지럽고 속이 허한 느낌 정도는 별문
제가 아닐 수 있다.

더 큰 문제는 식사량의 감소와 정신력의 약화 등으로 신체 면역력이

저하되고 갑작스러운 운동으로 아직 생리적 적응이 안 된 시기에 질병에 걸리게 되는 것이다. 아무리 정신력이 강한 사람이라도 감기몸살이나 배탈, 설사 등과 같은 복병을 만나면 의지가 꺾이고 만다.

게다가 평소에는 잔병치레하더라도 2~3일 만에 쉽게 떨치곤 했는데, 다이어트 기간에는 좀처럼 낫지 않는다. 또 어떤 경우에는 안 하던 운동을 무리하게 시도하다가 관절이나 뼈, 근육, 피부 등에 크고 작은 손상을 입기도 한다. 이렇게 되면 전체적인 체중 감량 스케줄에 예기치 못한 차질이 생긴다.

그런데 이와 같은 문제들이 심각하게 생기면 단지 체중 감량에 실패하는 정도로 그치는 것이 아니다. 이런 경우 흔히 다이어트에 대해 부정적으로 인식하게 되어 다시는 다이어트를 시도하지 못할 수도 있다. 또 다른 일부는 질병이나 외상 등으로 평소보다 더 잘 먹고 쉬는 바람에 체중이 감량되기는커녕 평소보다 더 늘게 된다.

그러나 이러한 예기치 못한 질병이나 손상도 미리 대비하고 철저히 준비한다면 얼마든지 예방할 수 있다. 우선 체중 조절 프로그램을 본격적으로 시작하기 전에 자신의 몸 상태를 충분히 점검해야 한다. 운동이 전혀 몸에 익지 않은 상태라면 적절한 운동의 종류와 강도, 시간 등을 처방받아 시작하되, 운동하기 전에 가벼운 준비 체조를 하는 것도 여러모로 도움이 된다.

식이요법 또한 면역 기능에 필수적인 단백질, 비타민, 미네랄 등을 별도로 보충해주는 보조제를 처음부터 충분히 사용한다면 얼마든지 예기치 못한 질병의 공격으로부터 신체를 보호할 수 있다.

8. 한 달에 10kg 이상 빼려고 하면 어떤 부작용이 있을까요?

체중 감량 속도는 어느 정도가 적절한지 답하기란 쉽지 않다. 같은 10kg이라 해도 100kg인 사람이 10kg을 빼는 것과 50kg인 사람이 10kg을 빼는 것은 질적으로 다른 문제다.

대체로 한 달 동안 자기 체중의 약 10% 정도 감량하는 것을 최고 속도로 생각하면 된다. 그 이상 무리하게 속도를 목표로 잡으면 각종 부작용이 나타나게 된다.

가장 흔한 부작용은 다이어트에 실패하는 것이다. 목표를 너무 낮게 잡는 것보다는 약간 높게 잡는 것이 성취도를 높인다고는 하나, 턱도 없이 높은 목표를 세우면 오히려 심적으로 부담감이 커지고 깊이 좌절하게 된다. 설령 단기적으로 체중 감량에 웬만큼 성공했더라도 다시금 신속하게 체중이 증가하는 요요현상도 겪게 된다.

또 다른 흔한 부작용은 일반적으로 전신 피로와 허약감, 무기력, 두통, 어지러움증, 구취, 수면 장애, 변비, 모발과 체모 손실, 성욕 감퇴, 피부 건조, 구역질, 설사, 무월경, 부종, 손톱과 발톱의 변화 등이 나타나며 심한 경우 결국 다이어트를 포기하게 된다. 이는 식이 섭취를 극도로 제한

한 탓이다. 주로 800kcal 미만의 초저열량 식이를 별다른 대책도 없이 장기간 지속하는 경우 나타난다.

9. 직업상 외식이 많거나 근무 시간이 불규칙한 경우의 대책은?

식사 접대가 많은 영업직이나 음식을 다루는 요식업에 종사하는 경우, 야간근무자나 교대근무자인 경우, 외근이나 야근이 많은 경우에는 과식이나 폭식 그리고 음주가 일상적으로 반복될 수 있다. 그 때문에 비만이 될 확률도 높은 실정이다.

그럼에도 생활이 항상 불규칙하고 업무상 스트레스를 많이 받는다는 이유로 대부분 다이어트를 할 엄두조차 못 내는 경우가 많다. 다이어트는커녕 음주와 흡연, 운동 부족 등으로 건강 상태가 나날이 나빠지는 것을 그냥 바라만 보고 있게 된다.

물론 이와 같이 직업상, 근무 시간상 애로사항이 있는 경우에는 일반인들에 비해 다이어트를 하기가 더 어렵고 복잡한 것이 사실이다. 그러나 아무리 중요한 생업이라도 건강을 담보로 하거나 포기할 만큼 중요하지는 않다는 점을 명심해야 한다.

특히 건강에 이상이 생겼다는 신호가 나타나기 시작한 경우에는 근무 부서를 옮기거나, 업무 방식을 과감하게 바꿔서라도 건강 상태를 회복하는 것이 급선무다.

예를 들어 복부비만에다 당뇨병까지 생겼다면 영업 부서에서 계속 근무해서는 안 된다. 또 야간 근무를 하려면 사전에 운동과 식사량 조절에 대한 각별한 각오를 하고 구체적인 준비를 해야 한다. 직업상의 어려움 만큼이나 건강을 위한 자기 조절의 어려움을 감수할 수 있어야 한다.

10. 처음엔 잘 빠지다가 어느 순간부터 좀처럼 빠지지 않는데…

다이어트 기간에 누구나 체중 감량이 어느 정도 진행되다가 멈추는 정체 현상을 경험하게 된다. 물론 이는 당연하다. 원래 다이어트 초기에 체중이 감소하는 것은 수분이 줄어들기 때문이다. 그런데 수분 감소에 따른 체중 감소가 멈추면서 얼마간 정체 현상을 겪는다.

이러한 정체 현상은 다이어트 기간 내내 수시로 나타날 수 있다. 짧게는 며칠에서 길게는 몇 주간 지속되는 것으로 알려져 있다. 이러한 정체 현상이 나타나는 원인에 대해서는 다음과 같은 여러 가설이 있다.

첫째 식이 섭취량이 감소하면 이에 대한 신체 반응으로 기초대사 량이 감소하여 에너지 소모가 줄기 때문이다. 따라서 전보 다 적게 먹어도 좀처럼 체중이 감소되지 않는다.

둘째 체중의 세팅 포인트가 정상보다 높게 설정된 경우 다이어트 등을 통해 이미 설정된 체중 이하로 변화시키는 데 대한 생

리적 저항으로 체중 감량을 지속하기 어려워지는 것일 수도
있다.

셋째 지속적으로 운동을 시행할 경우 체지방은 감소하지만 근골
격량은 오히려 늘어남으로써 결과적으로 체조성은 변화해
도 체중은 변하지 않을 수 있다.

그러나 의기소침하거나 포기하지 않고 적절한 체중 조절 방법을 지속
적으로 실행하기만 한다면 정체기는 극복할 수 있다. 또 꾸준히 노력하
는 중이라면 정체기에도 체조성과 체형은 계속 변화되기 때문에, 체중은
그대로지만 바지의 허리가 넉넉해지는 변화를 느낄 수 있다.

11. 집안일을 그렇게 힘들게 해도 살은 왜 안 빠질까요?

온종일 집안일과 아이 돌보기에 정신없이 바쁘고 지치는데 왜 살은 빠
지지 않을까?

이유는 노동과 운동은 엄연히 다르기 때문이다. 운동하는 동안 우리
몸은 지방 분해를 시작하지만, 노동하기 위해 몸을 움직이는 경우 일정
한 부위의 근육이나 뼈를 집중적으로 사용하기 때문에 몸에 무리가 가고
스트레스를 받게 된다.

따라서 육체적으로 힘들고 피곤한 기분은 비슷하지만, 군살이나 몸속

지방을 없애는 데는 별로 도움이 되지 않는다.

12. 출산 후 불어난 살은 언제까지 빼야 하나요?

물론 개인마다 차이가 있지만 출산 후 4개월 정도 지나면 임신 전보다 4kg 정도 더 나가는 상태로 돌아오는 것이 정상이다. 불어났던 체중이 서서히 줄고 있는 상태라면 걱정할 필요가 없겠지만, 육아 스트레스 또는 임신 때 먹던 양에 대한 습관이 그대로 남아서 체중이 줄지 않는다면 심각하게 다이어트를 생각해볼 필요가 있다.

우리 몸에는 자기 체중을 기억하는 세팅 포인트라는 것이 있기 때문에 출산 후 1년이 지나도록 불어난 살을 빼지 못하면 살을 빼기가 점점 더 힘들어진다.

부위별 살빼기

🧑 전신다이어트와 병행해야 효과적

전체적으로 살이 찌면서 신체의 특정 부위에 상대적으로 더 많은 지방이 축적되어 있는 경우에는 전신 비만 관리와 부위별로 지방을 제거하는 방법을 함께 쓰는 것이 필요하다. 전체적으로 살이 빠지면 해당 부위에 축적된 지방도 자연스럽게 줄어드는 경우가 많다. 따라서 특정 부위의 살만 빼려고 하는 것은 비효과적인 방법이다.

한편 전체적으로는 전혀 비만이 아니면서 특정 부위에만 살이 쪘다면 다음 몇 가지를 먼저 고려해야 한다. 첫째, 특정 부위가 비대한 원인이 지방 때문인지 아니면 근육이나 뼈대 때문인지 알아보아야 한다. 근육이나 뼈대인 경우에는 부위별 체형교정술을 하지 않는 한 좀처럼 살을 빼기 어렵다. 둘째, 본인이 자신의 체형에 너무 강박적인 기준을 적용하는 것은 아닌지 생각해봐야 한다. 남들이 보기에 혹은 평균적으로 전혀 비대하지 않은데도 본인 스스로는 해당 부위에 과도한 콤플렉스를 느끼고 있다면, 그렇게 느끼는 심리적 갈등부터 해결해야 한다.

🏮 윗배가 나온 경우

소화가 잘되는지 살펴본다. 위장이 좋지 않거나 위하수증이 있으면 윗배가 나올 수 있다. 먼저 소화기관을 검사해야 하며, 문제가 있다면 치료해서 건강하게 만든 후에 살을 빼야 한다. 성인이 되어 살이 찌는 경우 상복부에 지방이 축적되곤 한다. 이는 복강 내 지방형이다. 따라서 상복부 비만이 성인병과 관계가 제일 많다고 한다. 일반적인 다이어트를 해서 체중을 감량해야 한다.

🏮 아랫배가 나온 경우

아랫배의 살을 잡았을 때 손으로 잡히는 배는 피하지방이고, 피하지방이 얇게 잡히면 복강 내 지방이다. 복강 내 지방은 배를 흔들고 AB슬라이드를 한다고 해서 줄어드는 것이 아니며 역시 일반적인 식사와 운동요법이 중요하다. 피하지방형인 경우는 초음파나 지방흡입술이 도움이 될 수 있다.

또 윗몸일으키기 등 복부를 강화하는 운동을 하면 복근이 피하지방을 당겨주는 효과가 있어 배가 좀 들어갈 수 있다. 뱃살 빼기 운동의 목표가 되는 근육은 복직근, 복사근, 장요근 등인데 이를 강화하기 위한 운동으로는 윗몸일으키기, 의자 위에 다리 올려놓고 윗몸일으키기, 누워서 다리 들어 올리기가 있다.

옆구리의 피하지방을 빼는 데 도움을 주는 것은 허리(몸통) 돌리기, 골프나 야구에서의 스윙, 똑바로 서서 발을 약간 벌리고 몸통 돌리기, 훌라후프 등이 효과가 있다.

👋 엉덩잇살 빼기

젊을 때는 지방을 저장하는 효소가 엉덩이와 허벅지에 많이 분포되어 있다. 따라서 사춘기 때는 주로 하체에 지방이 축적되어 비만해진다. 엉덩이의 피하지방을 줄이기 위해서는 엎드려서 다리 들어올리기, 서서 다리 들어올리기, 서서 옆으로 다리 들어올리기, 옆으로 누워 다리 들어올리기, 엉덩이 스트레칭 등의 운동이 유익하다.

👋 허벅지살 빼기

엉덩이와 마찬가지로 젊은 시기에는 허벅지에 지방이 많이 축적된다. 역시 고강도 운동은 근육을 오히려 강화해 허벅지를 더욱 두껍게 할 수 있으니 간단한 운동을 하는 것이 좋다. 허벅지 앞뒤쪽 군살을 빼려면 무릎을 접었다 폈다 하는 동작을 반복하거나, 의자에 앉아서 무릎을 접었다 폈다 하는 운동이 도움이 될 수 있다. 무거운 것을 매달고 무릎을 펴는 것은 근육을 늘리는 운동으로 군살을 빼는 데는 별로 도움이 안 된다.

다리를 들고 좌우로 흔들면 허벅지 안쪽과 바깥쪽의 군살을 빼는 데 도움이 된다.

🖐 종아리살 빼기

종아리가 두꺼운 경우도 지방 축적형과 장딴지 근육형으로 나눌 수 있다. 근퇴축술로 장딴지 근육에 분포하는 신경을 끊어 근육을 퇴화시키는 시술을 하기도 하는데, 이는 비만치료술이 아니라 미용 수술이다. 종아리살을 빼려면 가벼운 운동을 해서 지방만 빼야 한다. 절대 고강도 운동을 하면 안 되며 가볍게, 힘을 많이 들이지 않고 율동적이고 반복적으로 운동하는 것이 좋다. 의자에 앉아 다리 좌우로 흔들기, 발목 젖혔다 뻗쳤다를 빠르게 반복하기, 종아리 근육 스트레칭하기가 도움이 된다.

🖐 팔 위쪽 군살 빼기

팔뚝이 굵어 고민하는 여성이 많다. 이곳에 축적된 지방은 역시 무리하지 않은 운동으로 제거한다. 손바닥이 앞으로 향하도록 팔을 뻗었을 때 앞쪽에 상완근, 상완이두근(이두박근), 뒤쪽에 상완삼두근(삼두박근)이 있는데 이들 근육들에 군살이 끼지 않게 하는 운동으로 가벼운 아령을 이용하는 것이 좋다. 무거운 아령을 사용하면 근육이 발달하지만, 가벼운 것을 쓰면 팔이 두꺼워질 염려는 없다. 가벼운 아령을 들고 팔꿈치를 접었다 폈다 하거나, 팔꿈치를 뒤로 접었다 폈다 하는 운동이 좋다.

⊛ 얼굴살 빼기

얼굴에 있는 지방은 지방 분해 효소의 활성이 활발하기 때문에 쉽게 빠지기도 한다. 얼굴의 지방살을 빼려면 얼굴 근육을 마사지하는 것이 좋은데, 우선 입을 가볍게 벌렸다 다물었다를 반복하거나, 딱딱 소리가 나도록 이를 부딪치거나, 입을 크게 벌리면서 아―에―이―오―우를 계속 반복하는 것도 도움이 된다.

⊛ 손가락살 빼기

손가락 운동을 하는 것이 손의 군살을 빼는 데 도움이 된다. 피아노나 타자 치기, 주먹을 폈다 구부렸다 하거나 손가락을 쫙쫙 펴주는 스트레칭, 손가락을 벌리고 양손을 마주 대고 누르면서 쫙쫙 펴주는 운동이 좋다.

💡 가슴살 빼기

유방은 젖샘조직과 지방조직으로 이루어져 있으며, 유방 자체에는 근육이 없다. 젖샘조직은 질기고 단단하며, 지방조직은 부드럽고 말랑말랑한데, 지방조직은 주로 젖꼭지를 기준으로 아래쪽에 많이 분포한다. 그래서 젖꼭지 아래쪽은 풍만하고 부드러우며, 젖꼭지 위쪽은 젖샘 조직이 있어 딱딱하다. 유방에는 지방조직이 많으므로 체중이 늘거나 줄어듦에 따라 크기가 변한다. 식사 조절을 하면서 유산소운동을 계속하면 전신의 지방이 빠지면서 유방 크기도 줄어든다. 팔굽혀펴기, 양팔을 벌리고 팔을 90도로 접어 올린 후 팔을 뒤로 벌렸다 젖혔다 하면 좋다.

식사일지 기입 사례

'지피지기(知彼知己)면 백전백승(百戰百勝)'이라는 지극히 당연한 상식에도 체중 감량을 원하는 사람들은 대부분 자신이 언제, 얼마나, 어떻게 먹는지 스스로 깨우칠 수 있는 식사일지 작성을 탐탁해하지 않는다.

"이런 것 말고 다른 방법 없어요?"라고 말한다면 마치 "힘들게 노력하지 않고 성적만 오르게 하는 방법 없어요?"라고 묻는 것과 같다. 족집게 특과외를 받으면 한두 번은 시험을 잘 볼 수도 있겠지만, 장기적으로는 원하는 목표를 이룰 수 없는 것과 같은 이치다.

직접 며칠 만이라도 식사일지를 써본다면 평소에 미처 발견하지 못했던 점들을 스스로 깨달을 것이다. 돈을 아껴 쓰려면 가계부를 써야 하듯이 살을 빼려면 먼저 식사일지를 써야 한다.

	시간	음식	재료	분량	장소	칼로리
아침	7시	보리밥	쌀, 보리	2/3공기	집: 식당	200
		김구이	김, 들기름	김 8장 (자른 것) 들기름 1스푼		70
		오징어무침	오징어, 양념	오징어 1/2마리 참기름 1/2스푼		70
		김치	배추, 양념	김치 5점		20
간식	11시	우유	흰우유	1개(200cc)	집: 부엌	125
점심	12시 반	콩밥	쌀, 콩	1공기	친구 집	300
		건새우아욱국	건새우, 아욱 된장	1그릇 1.2접시		100
		불고기	쇠고기, 설탕 식용유, 양념			100
		깻잎조림	깻잎, 양념	1/2접시		20
		깍두기	무, 양념	깍두기 5점		20
간식	3시	요구르트	이오	1개	친구 집	70
		찐감자	감자	1개(중간 크기)		100
저녁	6시	보리밥	쌀, 보리	1공기	집: 식당	300
		두부찌개	두부, 된장, 양념	1/3공기		50
		고등어구이	고등어	1토막		50
		시금치나물	시금치, 양념, 참기름	1/2접시		50
		김치	배추, 양념	김치 5점		20
		사과	사과	1/2개(보통 크기)		50

한 권으로 읽는 상식&비상식 시리즈

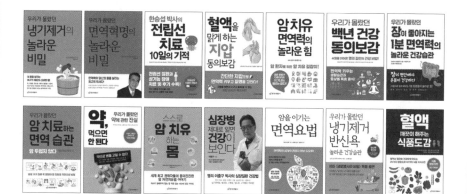

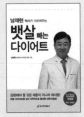

중앙생활사 Joongang Life Publishing Co.

중앙경제평론사|중앙에듀북스 Joongang Economy Publishing Co./Joongang Edubooks Publishing Co.

중앙생활사는 건강한 생활, 행복한 삶을 일군다는 신념 아래 설립된 건강 · 실용서 전문 출판사로서
치열한 생존경쟁에 심신이 지친 현대인에게 건강과 생활의 지혜를 주는 책을 발간하고 있습니다.

남재현 박사가 가르쳐주는 뱃살 빼는 다이어트 〈최신 개정판〉

초판 1쇄 발행 | 2014년 7월 28일
개정초판 1쇄 인쇄 | 2025년 1월 15일
개정초판 1쇄 발행 | 2025년 1월 20일

지은이 | 남재현(Jaehyeon Nam)
펴낸이 | 최점옥(JeomOg Choi)
펴낸곳 | 중앙생활사(Joongang Life Publishing Co.)

대　　표 | 김용주
책임편집 | 백재운
본문디자인 | 박근영

출력 | 영신사　종이 | 에이엔페이퍼　인쇄 · 제본 | 영신사

잘못된 책은 구입한 서점에서 교환해드립니다.
가격은 표지 뒷면에 있습니다.

ISBN 978-89-6141-331-2(03510)

등록 | 1999년 1월 16일 제2-2730호
주소 | ㉾ 04590 서울시 중구 다산로20길 5(신당4동 340-128) 중앙빌딩
전화 | (02)2253-4463(代)　팩스 | (02)2253-7988
홈페이지 | www.japub.co.kr　블로그 | http://blog.naver.com/japub
네이버 스마트스토어 | https://smartstore.naver.com/jaub　이메일 | japub@naver.com
♣ 중앙생활사는 중앙경제평론사 · 중앙에듀북스와 자매회사입니다.

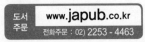

도서
주문
www.japub.co.kr
전화주문 : 02) 2253 - 4463

https://smartstore.naver.com/jaub
네이버 스마트스토어

중앙생활사/중앙경제평론사/중앙에듀북스에서는 여러분의 소중한 원고를 기다리고 있습니다. 원고 투고는 이메일을
이용해주세요. 최선을 다해 독자들에게 사랑받는 양서로 만들어드리겠습니다. **이메일** | japub@naver.com